25 Jahre Klinikum Berlin-Buch

Entwicklung und Profil einer hauptstädtischen Gesundheitseinrichtung

Herausgegeben von
Hans-Christian Weber und
Lothar Pahl

Rosemarie Prosey

Redaktionelle Mitarbeit	Rainer Laske Jürgen Rudolph Horst-Peter Wolff
Fotografische Aufnahmen	Irmgard Matthies Maria Küssner (Fotoabteilung MB I)

Verzeichnis der Autoren

Bahra, H.
Dr. med.
Oberarzt Orthopädische Klinik

Cario, W.-R.
MR Prof. Dr. sc. med.
Direktor II. Kinderklinik

Deckart, H.
MR Prof. Dr. sc. med.
Chefarzt Nuklearmedizinische Klinik

Ebert, H.
OMR Dr. med.
vorm. Direktor Medizinischer Bereich III
vorm. Chefarzt Rheumatologisch-kardiologische Klinik

Gdanietz, K.
OMR Prof. Dr. sc. med.
Direktor Kinderchirurgische Klinik

Goder, G. J.
Prof. Dr. sc. med.
Direktor Augenklinik

Gudowski, G.
MR Prof. Dr. sc. med.
Direktor III. Kinderklinik

Hendrik, A.
OMR Prof. Dr. med. habil.
Ärztlicher Direktor Klinikum Buch
Direktor Klinik f. internistische Leistungs- und Verkehrsmedizin

Kauffelt, G.
MR Dr. med.
Direktor des Medizinischen Bereiches V
Direktor Kardiologische Klinik

Krebs, H.
Dipl.-Oek.
1958–1965 Stadtrat für Finanzen
1961–1964 Stadtrat für Gesundheitswesen
1968–1978 Ökonomischer Direktor Klinikum Buch
1978–1982 Direktor Kader/Bildung Klinikum Buch

Kup, W.
OMR Prof. Dr. med. habil.
Direktor Klinik für Hals-Nasen-Ohren-Krankheiten

Kupferschmidt, H.-G.
MR Dr. med. Dr. phil., DTMH
Direktor Institut für Infektions- und Tropenkrankheiten

Laske, R.
MR Dr. med.
Oberarzt u. stellvertretender Chefarzt
I. Medizinische Klinik

Mochmann, H.
MR Prof. Dr. med. habil
Chefarzt Institut f. Infektionskrankheiten im Kindesalter – Experimenteller Bereich

Morack, G.
MR Dr. sc. med.
Direktor Frauenklinik

Padelt, H.
Dr. sc. med.
Chefarzt Institut f. Infektionskrankheiten im Kindesalter – Klinischer Bereich

Pahl. L.
MR Doz. Dr. sc. med.
Stellvertretender Ärztlicher Direktor für medizinische Betreuung
Direktor Institut f. klinische Utraschalldiagnostik

Poppelbaum, H.-F.
OMR Prof. Dr. med. habil.
vorm. Direktor II. Institut f. Anaesthesiologie u. Kinderintensivtherapie

Raderecht, H.-J.
Doz. Dr. rer. nat. habil. Dr. phil.
Direktor Institut f. Laboratoriumsdiagnostik

Ranft, R.
Doz. Dr. sc. med.
Dircktor Urologische Klinik

Rudolph, J.
Dr. med.
Oberarzt Frauenklinik

Ruhnau, K.-J.
MR Dr. sc. med.
Direktor des Medizinischen Bereiches II
Chefarzt III. Medizinische Klinik

Scholz, H.
Doz. Dr. sc. med.
Direktor Institut f. Infektionskrankheiten im Kindesalter

Schulz, J.
MR Prof. Dr. sc. med.
Direktor Med. Bereich III
Direktor Geriatrisches Zentrum
Chefarzt I. Geriatrische Klinik

Seifart, Ch.
Dr. med.
Chefarzt Abt. kardiovaskuläre Ultraschalldiagnostik im Institut für klinische Ultraschalldiagnostik

Siedschlag, W.-D.
MR Prof. Dr. sc. med.
Direktor Neurochirurgische Klinik

Steglich, H.-D.
MR Dr. med.
Chefarzt Klinik für Physiotherapie

Stein, W.
OMR Dr. med.
Direktor III. und IV. Medizinische Klinik
Chefarzt IV. Medizinische Klinik

Weber, H.-C.
Dr. sc. med.
Chefarzt AB Leistungsmedizin
Klinik f. internistische Leistungs- und Verkehrsmedizin

Wendt, F.
MR Prof. Dr. med. habil.
Direktor Chirurgische Kliniken

Wolff, H.-P.
Studiendirektor Dr. paed.
Leiter Abt. Traditionspflege

Zippel, Ch.
MR Dr. sc. med.
Chefarzt II. Geriatrische Klinik

Grußadressen

Sozialistische Einheitspartei Deutschlands

Zentralkomitee
Haus des Zentralkomitees am Marx-Engels-Platz · 1020 Berlin

Abteilung
Gesundheitspolitik

Berlin, 13. Januar 1988

Liebe Mitarbeiterinnen und Mitarbeiter
des Städtischen Klinikums Berlin-Buch!

Aus Anlaß des 25. Jahrestages der Gründung des Städtischen Klinikums Berlin-Buch übermittle ich Ihnen im Namen der Abteilung Gesundheitspolitik des Zentralkomitees der Sozialistischen Einheitspartei Deutschlands sowie in meinem eigenen Namen die herzlichsten Grüße und Glückwünsche.
Durch Ihre aufopferungsvolle, von großer Einsatzbereitschaft getragene Arbeit zum Wohle der Ihnen anvertrauten Patienten aus der Hauptstadt sowie ihrer in- und ausländischen Gäste, haben Sie sich große Achtung erworben.
In den zurückliegenden 25 Jahren haben Sie durch wachsende Leistungen in der medizinischen und sozialen Betreuung, in der wissenschaftlichen Arbeit, in der Aus-, Weiter- und Fortbildung der Ärzte und der mittleren medizinischen Kader viel zum Ansehen des sozialistischen Gesundheits- und Sozialwesens unserer Republik im In- und Ausland beigetragen.
Davon zeugen Ihre Ergebnisse im sozialistischen Wettbewerb. Damit reihen Sie sich würdig ein in die große Initiative der Arbeiterklasse und aller Werktätigen der DDR zur allseitigen Stärkung des Sozialismus und zur Sicherung des Friedens.

Ganz im Sinne der Beschlüsse des XI. Parteitages der SED haben Sie die ständige Erhöhung von Qualität und Effektivität der medizinischen Arbeit in den Mittelpunkt gestellt. Wachsende Aufmerksamkeit widmen Sie der weiteren Ausgestaltung der medizinischen Grundbetreuung sowie der planmäßigen Weiterentwicklung der spezialisierten und hochspezialisierten medizinischen Betreuung.
Durch die immer wirkungsvollere Zusammenarbeit der Berliner Gesundheitseinrichtungen, an deren Zustandekommen Sie großen Anteil haben, leisten Sie einen wichtigen Beitrag dazu, daß den Bürgern die Errungenschaften der medizinischen Wissenschaft immer besser zugute kommen.

Mit der Berufung Ihrer Einrichtung zum Fortbildungszentrum der Akademie für Ärztliche Fortbildung der DDR wurde Ihnen eine neue verantwortungsvolle Aufgabe übertragen. So tragen Sie unmittelbar dazu bei, das Wissen und Können der Ärzte ständig zu vervollkommnen und die Wissenschaftlichkeit in der Arbeit zu erhöhen.
Von Ihrer Einrichtung gingen wichtige Impulse zur Entwicklung der Krankenpflege in unserem Lande aus. Davon zeugt die von Ihnen ausgehende Initiative der Durchführung von Pflegevisiten, die in fast allen Krankenhäusern unseres Landes nach Ihrem Vorbild durchgführt werden.

Liebe Kolleginnen und Kollegen!
Liebe Genossinnen und Genossen!
Wir begrüßen es, daß sich viele Kollektive Ihrer Einrichtung weitreichende Aufgaben zur Verwirklichung der Beschlüsse des XI. Parteitages gestellt haben, um so den wachsenden

Bedürfnissen der Bürger nach gesundheitlicher und sozialer Betreuung in immer besserer Qualität gerecht zu werden und so die vertrauensvollen Beziehungen zwischen den Patienten und dem sozialistischen Gesundheitswesen weiter zu vertiefen.

Seien Sie versichert, daß wie in der Vergangenheit die Sozialistische Einheitspartei Deutschlands auch künftig der Entwicklung des Städtischen Klinikums Berlin-Buch große Aufmerksamkeit schenken wird.

Wir wünschen allen Angehörigen des Städtischen Klinikums Berlin-Buch bei der Erfüllung der Ihnen gestellten gesundheitspolitischen Aufgaben als gewichtigem Bestandteil unserer Sozialpolitik beste Erfolge und alles Gute im persönlichen Leben.

Mit sozialistischem Gruß

OMR Prof. Dr. sc. med. K. Seidel
Abteilungsleiter

Sozialistische Einheitspartei Deutschlands

Bezirksleitung Berlin

Liebe Genossinnen und Genossen!
Liebe Kolleginnen und Kollegen!

Die Bezirksleitung Berlin der Sozialistischen Einheitspartei Deutschlands übermittelt allen Mitarbeitern des Klinikums Berlin-Buch anläßlich des 25jährigen Jubiläums die herzlichsten Grüße und Glückwünsche.
Mit der fleißigen Arbeit der Ärzte, Schwestern und aller Kollegen leistet das Klinikum einen hervorragenden Beitrag zur medizinischen Betreuung der Berliner Bürger, aber auch von Bürgern aus anderen Bezirken der Republik.
Hervorzuheben sind die Leistungen in der Aus-, Weiter- und Fortbildung mittlerer medizinischer Kader und Ärzte. Die Berufung des Klinikums als erstes Fortbildungszentrum der Akademie für Ärztliche Fortbildung in der Deutschen Demokratischen Republik war Anerkennung und Impuls für eine erfolgreiche Arbeit in Aus- und Weiterbildung.
In der Forschung leistet das Klinikum Berlin-Buch mit zahlreichen Forschungsthemen in verschiedenen Hauptforschungsrichtungen und Forschungsprojekten einen wichtigen Beitrag, um den notwendigen wissenschaftlichen Vorlauf für die medizinische Praxis zu sichern.
Dabei geht es künftig darum, in Berlin-Buch alle vorhandenen medizinischen Forschungskapazitäten durch effektive Kooperation umfassend zu nutzen.
Unseren herzlichen Dank zum Jubiläum verbinden wir mit den besten Wünschen für weitere Erfolge bei der Verwirklichung der Beschlüsse des XI. Parteitages der SED zum Wohle und zum Schutz der Gesundheit unserer Bürger.
Wir wünschen Ihnen und Ihrer verantwortungsvollen Tätigkeit weiterhin Erfolg, Schaffenskraft und Ihnen und Ihren Familien im persönlichen Leben alles Gute.

Mit sozialistischem Gruß

Günter Schabowski
1. Sekretär

Berlin, 13. Januar 1988

Zentralvorstand

Gewerkschaft Gesundheitswesen

Die Vorsitzende

Städtisches Klinikum
Berlin-Buch
Wiltbergstraße 50
Berlin
1115

Liebe Kolleginnen und Kollegen!
Der Zentralvorstand der Gewerkschaft Gesundheitswesen übermittelt dem Klinikum Berlin-Buch zum

25jährigen Bestehen

die herzlichsten Grüße und Glückwünsche.

Wir freuen uns mit Ihnen über die stolze Bilanz, die Sie am heutigen Jubiläumstag zur ambulant- und stationär-medizinischen Grundbetreuung, zur spezialisierten und hochspezialisierten Betreuung der Bürger und Patienten der Hauptstadt Berlin abrechnen konnten.

Das über 5000 Mitarbeiter zählende Kollektiv Ihrer Einrichtung hat in all den Jahren mit hohem Wissen und Können, politisch verantwortungsbewußt und stets einsatzbereit im Dienste von Leben und Gesundheit herausragende Betreuungsleistungen vollbracht. Das war möglich, weil Sie sich zu jeder Zeit von der auf das Wohl des Volkes und die Sicherung des Friedens gerichteten Politik der Partei der Arbeiterklasse leiten ließen und alles unternahmen, um die Werte und Vorzüge sozialistischer Gesundheitspolitik im Interesse der Ihnen anvertrauten Patienten zur Wirkung zu bringen.

Unter Führung der Parteiorganisation und im engen Zusammenwirken von staatlicher Leitung, Gewerkschaft und FDJ haben Sie sich stets engagiert den neuen Anforderungen an die Qualität und Effektivität der medizinischen und sozialen Betreuung gestellt. Davon zeugen alle im sozialistischen Wettbewerb der Arbeitskollektive hervorgebrachten Ergebnisse, besonders bei der Vertiefung des wissenschaftlichen Lebens in Forschung und Praxis, der Ausprägung sozialistischer Verhaltensweisen zwischen Arzt, Schwester und Patient und bei der rationellen Organisation der Arbeit. Der Zentralvorstand der Gewerkschaft Gesundheitswesen hat die besten Erfahrungen aufgegriffen und alle Möglichkeiten genutzt, sie an andere Einrichtungen des Gesundheits- und Sozialwesens weiterzuvermitteln. Wir denken an den Leistungsvergleich der Berliner Frauenkliniken, an die Laborvisiten, an den Leistungsvergleich der Krankenpflege mit der Bucher Spinne, die uns in der Grundkrankenpflege maßgeblich vorangebracht hat und an die ersten Schritte der politischen und planbezogenen Führung des sozialistischen Wettbewerbs. Wir haben Ihre Erfahrungen zur Arbeit mit den Kultur- und Bildungsplänen und unmittelbar danach die beispielgebenden Aktivitäten zur Qualifizierung der Schulen der sozialistischen Arbeit verallgemeinert.

Jetzt haben wir erneut Anlaß, das politische und fachliche Engagement der Frauenklinik Ihrer Einrichtung hervorzuheben, die 1988 im Sinne des Bitterfelder Beschlusses des ZK der SED gemeinsam mit anderen Einrichtungen des Stadtbezirks Pankow hohe Leistungen zur Senkung der Säuglingssterblichkeit und des Schutzes von Mutter und Kind im komplex abgestimmten Wettbewerb erbringen will.

Seit der Ernennung des Klinikums zum Fortbildungszentrum der Akademie für Ärztliche Fortbildung wurde das wissenschaftliche Leben wesentlich bereichert. Davon zeugen die

mehr als 30 übergebenen Forschungsaufträge und die nachweislichen Ergebnisse auf dem Gebiet der sozialen Gerontologie, Nuklearmedizin, Funktionsdiagnostik und Epidemiologie.
Die Lehrtätigkeit des ärztlichen Fortbildungszentrums wird seit Jahren durch ein hohes Niveau in der Aus- und Weiterbildung mittlerer medizinischer Fachkräfte ergänzt. Als Trägereinrichtung einer der größten Medizinischen Fachschulen der DDR haben Sie mit 1500 Direkt- und Fernstudenten einen wesentlichen Anteil an der Herausbildung eines qualifizierten Schwesternnachwuchses.

Zur stolzen Bilanz des Klinikums gehört unbestritten die mit großem politischen Engagement und hoher Einsatzbereitschaft geleistete internationale Solidarität. Sie hat in Ihrem Klinikum viele Gesichter. Besonders hervorheben möchten wir Ihre Solidaritätsstation, auf der nun seit 1978 fast 800 verwundete Freiheitskämpfer aus Namibia, Nikaragua, Moçambique, von der PLO und dem ANC behandelt wurden. Auch der ständige Einsatz von fast 100 Kadern aus den Reihen Ihrer Mitarbeiter im Ausland ist Ausdruck der Solidarität in Wort und Tat und ein wichtiger Beitrag der internationalen Ausstrahlung des Gesundheitswesens der DDR.

Wir nehmen das Jubiläum zum Anlaß und würdigen alle im sozialistischen Wettbewerb vollbrachten Leistungen im Interesse der Ihnen anvertrauten Bürger und Patienten. Dabei heben wir die enge Verbindung von Leistungsanstieg und ständiger Verbesserung der Arbeits- und Lebensbedingungen für Ihre eigenen Mitarbeiter besonders hervor.
Sie haben auf die weitere Ausprägung der sozialistischen Demokratie stets großen Wert gelegt und immer dahingehend gewirkt, daß alle Mitarbeiter in die Planungs- und Leitungsprozesse mit Vorschlägen und Hinweisen einbezogen sind.

Wir sagen Ihnen für alles, was in den 25 Jahren vollbracht worden ist, unseren herzlichen Dank. Wir sind überzeugt, daß Sie mit Hilfe des sozialistischen Wettbewerbs die Aufgaben des Planes 1988 und die im 5-Jahrplanzeitraum festgelegten gesundheitspolitischen Aufgaben bis 1990 mit bewährter hoher Leistungsbereitschaft erfüllen werden.
Das wird ein entscheidender Beitrag zur weiteren Verwirklichung der Beschlüsse des XI. Parteitages der Sozialistischen Einheitspartei Deutschlands und des 11. FDGB-Kongresses sein. Dazu wünschen wir Ihnen weiterhin viel Erfolg und Schaffenskraft.

Mit gewerkschaftlichem Gruß

OMR Dr. med. E. Gerboth

Berlin, den 13. Januar 1988

Der Oberbürgermeister von Berlin

Werter Genosse OMR Professor Dr. Axel Hendrick!

Anläßlich des 25jährigen Jubiläums des Klinikums Berlin-Buch übermittle ich Ihnen und allen Mitarbeiterinnen und Mitarbeitern des Klinikums im Namen der Stadtverordnetenversammlung und des Magistrats von Berlin sowie persönlich die allerherzlichsten Grüße und Glückwünsche.

Ausgehend vom Beschluß der Stadtverordnetenversammlung profilierte sich in Berlin-Buch ein Klinikum mit großer Ausstrahlungskraft für die Durchsetzung der Gesundheitspolitik der Partei der Arbeiterklasse. In den zweieinhalb Jahrzehnten des Bestehens entwickelte sich Ihre Einrichtung durch das Engagement und die Einsatzfreude Ihres gesamten Kollektivs und die stete Unterstützung unseres sozialistischen Staates zu einem modernen und leistungsfähigen Zentrum der medizinischen Grundbetreuung der Bürger, das sich zugleich mit seinen universalen Möglichkeiten der Spezialbehandlung einen, weit über die Grenzen unserer Hauptstadt reichenden, guten Ruf erworben hat.

Auch auf dem Gebiet der Forschung wurde in Zusammenarbeit mit den Akademieinstituten eine anerkennenswerte Arbeit geleistet, deren Ergebnisse im Gesundheitswesen unserer Republik wirksam wurden und internationale Beachtung fanden.

Die erfolgreiche Aus-, Weiter- und Fortbildung für die junge Generation der Ärzte und Schwestern fand in der Berufung des Klinikums Berlin-Buch als erste Einrichtung unseres Landes zum Fortbildungszentrum der Akademie für ärztliche Fortbildung der DDR hohe Wertschätzung.

Das verdienstvolle Wirken der 4800 Mitarbeiterinnen und Mitarbeiter Ihres Klinikums für Leben und Gesundheit unserer Bürger wurde 1984 mit der Verleihung des „Karl-Marx-Ordens“ gewürdigt.

Der 25. Jahrestag der Gründung des Klinikums Berlin-Buch ist uns willkommener Anlaß, Ihnen und Ihrem gesamten Kollektiv für das humanistische Schaffen zum Wohle der Menschen von Herzen zu danken. Sie dürfen versichert sein, daß der Magistrat von Berlin auch zukünftig die Entwicklung des Klinikums mit aller Kraft unterstützen wird.

Bei der weiteren Verwirklichung der Gesundheits- und Sozialpolitik der Sozialistischen Einheitspartei Deutschlands wünsche ich Ihnen und allen Angehörigen des Klinikums viel Erfolg, Schaffenskraft und persönliches Wohlergehen.

Mit sozialistischem Gruß
Erhard Krack

Berlin, 13. Januar 1988

Vorwort des Ärztlichen Direktors

Um die Jahrhundertwende wurden im dörflichen Raum vor den Toren des Berliner Nordens fünf Krankenhäuser gebaut, deren Profil von zwei Krankheitsgruppen bestimmt wurde, der Tuberkulose und den Geisteskrankheiten.
In der späteren Entwicklungsphase, nach Ende des zweiten Weltkrieges, änderten sich Rolle und Profil der Bucher Krankenanstalten grundlegend. Sie wurden im häufigen Wechsel reaktiv den aktuellen gesundheitspolitischen Erfordernissen angepaßt. Ständig zunehmende Profilvielfalt, damit stärker werdender Zwang zur Koordination der Bucher Häuser untereinander sowie beständige Orientierung auf die Entwicklung der medizinischen Betreuungsbedürfnisse der Bürger der Hauptstadt der DDR – das war weder vom für Buch zuständigen Stadtbezirk Pankow aus steuerbar noch unter Beibehalt der Leitungs-Autonomie der fünf Krankenhäuser. So kam es zum folgerichtigen Schritt der Zusammenführung im Klinikum Berlin-Buch unter *einer* Leitung und zur Magistrats-Unterstellung im Jahre 1963.
Wie ist eine derart dimensionierte Gesundheitseinrichtung zu leiten?
Zunächst wurde nach der Gründung eine stark zentralisierte Leitung mit weitgehender Auflösung der peripheren Leitungsorgane formiert. So sollte die direkte Verbindung vom Direktorium zu jeder Klinik hergestellt werden. Das sicherte offenkundig die ersten Schritte der planerischen Koordination, machte aber auf Grund der Gesamtgröße noch Schwierigkeiten in der Durchsetzung zentraler Festlegungen bis in die Basis der Struktureinheiten. 1967 wurde mit einem neugefaßten Statut der Grundstein zu den heute noch gültigen Funktions-Strukturbeziehungen im Inneren des Klinikums gelegt. Es gibt eine allen Mitarbeitern mit Disziplinarbefugnis übergeordnete Leitung: das Direktorium, an seiner Spitze der Ärztliche Direktor im Sinne des Betriebsleiters. In den fünf Medizinischen Bereichen des Klinikums sind als nächste Ebene in der Leitungspyramide Bereichsdirektoren eingesetzt, ihnen assistieren die Mitglieder der Bereichsleitung. Den Bereichsdirektoren unterstehen alle Mitarbeiter im Medizinischen Bereich, dem früher selbständigen Krankenhauskomplex. Bereichsdirektoren sind bewährte Ärzte mit Betriebserfahrung. Die dritte medizinische Leitungsebene bilden die Leiter der Institute und Kliniken.
Die Sicherung der medizinischen Betreuung in jedem Medizinischen Bereich erfordert in Abhängigkeit von Größe und Profil der darin vertretenen Einrichtungen spezifische Koordinationsleistungen für diagnostische und therapeutische Maßnahmen, des Konsultations- und Transfusionsdienstes, der Transportorganisation, der Materialversorgung mit medizinischen und und nichtmedizinischen Gütern, der Arzneimittelbereitstellung, der Verpflegungswirtschaft und der Betriebstechnik, die von den zentralen Organen der Klinikumsleitung nicht operativ genug steuerbar sind und deswegen von den Bereichsleitungen wahrgenommen werden. Das Direktorium koordiniert zwischen den zentralen Arbeitsbereichen und den Medizinischen Bereichen und vertritt das Klinikum nach außen, insbesondere natürlich in der Planabstimmung mit dem Magistrat.
Neben die Bereichsleitungen tritt als beratendes Gremium in fachspezifischen Fragen für das Direktorium die Organisation der Facharbeitsgruppen. In diesen sind die Leiter von Instituten und Kliniken gleicher oder ähnlicher Fachgebiete zusammengefaßt. Ihre Aufgabe besteht insbesondere in der Information über fachspezifische Entwicklungstrends, um daraus rechtzeitig einen Planungsvorlauf ableiten zu können. Außerdem tragen sie die vorrangige Verantwortung für die Entwicklung der Aus-, Weiter- und Fortbildung sowie des medizinisch-wissenschaftlichen Lebens im Klinikum.
Die Stabsstruktur der Leitung des Klinikums hat sich im Laufe mehrerer Jahre zu ihrer heutigen Konfiguration entwickelt. Sie trägt dem Umstand Rechnung, daß

nach der Zahl der Mitarbeiter und unserem vielfältigen Fachprofil ein Direktorium zu bilden war, dessen Mitglieder in arbeitsteiliger Kooperation sowohl für den internen Betrieb als auch gegenüber den Organen des Stadtbezirkes wie des Magistrats in abgestimmten Inhalten selbständig reagieren können und müssen.
Wir sind bei diesen seit 1970 Schritt für Schritt durchgeführten Vorstellungen der Funktions-Strukturbeziehungen dem Grundsatz gefolgt, daß die Schlüsselfunktionen einer Gesundheitseinrichtung von den Vertretern der strukturbestimmenden Arbeitsprozesse wahrgenommen werden sollten. Das heißt, die Gesundheitseinrichtungen und ihre Leistungen von Ärzten und nicht von Wirtschaftlern geleitet und verantwortet werden. Natürlich verlangt das von den damit beauftragten Ärzten notwendigerweise ein verstärktes Eindringen in die Ökonomie des Gesundheitswesens, in die Arbeitsökonomie, in die Technik, in Fragen der Prozeßorganisation, die Schulung der Improvisationsfähigkeit, Kenntnisse in den Gesellschaftswissenschaften und gesetzlichen Grundlagen. Aber darüber ist nicht zu klagen. Die Wahrnehmung solcher Funktionen verlangt über ärztliches Wissen hinaus einen hohen Grad an Allgemeinbildung und wird dadurch zu einem persönlichkeitsformenden Leistungsanspruch von hohem Niveau. Die Begründung und Durchsetzung solcher Leitungsgrundsätze bliebe ohne konkrete, nutzvolle Auswirkungen nur von theoretischem Interesse. Die Praxis unserer Entwicklung, das darf mit Recht ausgesprochen werden, hat den Beweis ihrer Richtigkeit erbracht. So wurden Profilabstimmungen nicht mehr nur unverbindlich diskutiert, sondern mit allen ihren Konsequenzen durchgesetzt. Das wissenschaftliche Leben im Klinikum hat sich deutlich intensiviert. Jährliche „Tage der jungen Intelligenz", der „Bucher Schwesterntag", der „Bucher Ärztetag", „Wissenschaftliche Konferenzen für Ökonomie und Technik" ziehen nicht nur Mitarbeiter des Klinikums an, sondern realisieren im Sinne der neuen Rahmenkrankenhausordnung die Rolle des Klinikums als gesundheitspolitisches Zentrum im Territorium. Vom Klinikum Berlin-Buch gingen entscheidende Impulse für die Qualitätsbeurteilung der Krankenpflege aus. Die Zahl der wissenschaftlich graduierten Hochschulkader hat sich seit 1970 fast verzehnfacht. Etwa die Hälfte der Leiter unserer Institute und Kliniken sind berufene Hochschullehrer an der Charité oder der Akademie für Ärztliche Fortbildung der DDR. Als 1984 erstberufenes Fortbildungszentrum der Akademie für Ärztliche Fortbildung leistet das Klinikum sowohl in republiksoffenen Kursen, Lehrgängen und Einzelhospitationen ebenso wie in der bezirksweise organisierten, obligatorischen Fortbildung der Ärzte einen bedeutenden Beitrag.
Das seit 1974 angelaufene, neuerliche und umfangreiche Investitionsprogramm stand bei abgestimmter Zielstellung unter straffer Kontrolle der Leitung des Klinikums. So konnten Engpässe in Medizin, Krankenhauswirtschaft und Betriebstechnik sowie in der Ausbildung mittlerer medizinischer Kader abgebaut werden. Die Entwicklung eines Direktorates für Technik und die Gründung eines betriebseigenen Bauhofes haben sich für das Klinikum segensreich ausgewirkt.
Mit großer Freude haben wir 1984 die hohe Auszeichnung mit dem Karl-Marx-Orden entgegennehmen dürfen. Eine Anerkennung des unablässigen Mühens aller Mitarbeiter um hohe Qualität und Effektivität in Ausübung und Sicherung der medizinischen Betreuung unserer Bürger – einer Gesamtleistung, die das Klinikum Berlin-Buch nicht nur in unserer Republik, sondern durch seine verschiedensten Vertreter auch im Ausland bekannt gemacht hat.
An dieser Stelle muß hervorgehoben werden, daß alle unsere guten Arbeitsergebnisse nicht vorstellbar wären ohne die intensiven Wechselbeziehungen zwischen der Betriebsorganisation der SED als unserer führenden politischen Kraft, der auch die meisten Mitglieder des Direktoriums angehörten, und den staatlichen Leitungen. In den hier angesiedelten Aussprachen erfolgte für die Entwicklungsschritte des Klinikums stets primär die kämpferische Bestimmung der Grundsätze unseres Handelns. Hier wurde immer wieder jeder Nachlässigkeit im Leiten, jeder Vernachlässigung der dialektischen Einheit der Gegensätze von Leiter und Kollektiv der

Kampf angesagt – in kritischer und konstruktiver Partnerschaft.
Der zweite gewichtige Partner der staatlichen Leitung ist unsere Betriebsgewerkschaftsorganisation. Mit hoher Achtung ist zu verzeichnen, wie hunderte ihrer Funktionäre als Partner der staatlichen Leiter Gesichtspunkte des Planes der Einrichtung in instituts- und abteilungsspezifische Wettbewerbsbeschlüsse umsetzen und über ihre Verwirklichung ebenso wachen wie über die Erfüllung des Betriebskollektivvertrages. Natürlich haben ihre Befugnisse das Gewicht des Arbeitsgesetzbuches hinter sich, aber *das* Mittel ihrer Tätigkeit ist die Überzeugungsarbeit.
Sie untermauert die Arbeit an der Erfüllung der durch die staatlichen Leitungen festgelegten Ziele mit ideologischer Motivation, ohne die die Bewältigung der mit steter Intensivierung verbundenen Entwicklung des Klinikums nicht vollziehbar wäre.
Regelmäßige Beratungen mit den Bezirksleitungen von Partei und Gewerkschaft, mit der Abteilung Gesundheitspolitik des Zentralkomitees und unserem Fachministerium gaben uns richtungweisende Hilfen. Bedeutsame Beschlüsse des Politbüros und der Regierung der vergangenen 3 Jahre wurden unmittelbar Bestandteil unserer gesundheitspolitischen Arbeit:

1985 – Erfahrungen des Gesundheitswesens in Bitterfeld
1986 – Grundaufgabe der Gesundheitspolitik
1987 – Entwicklung der Allgemeinmedizin und der Hausbesuchstätigkeit
– Med. Forschung/Entwicklung eines medizinisch-wissenschaftlichen Zentrums im Raum Buch

Die Direktive zum Fünfjahrplan 1986 bis 1990, beschlossen auf dem XI. Parteitag der SED im April 1986, orientiert auf die weitere Erhöhung der Qualität und Effektivität medizinischer Arbeit. Der präventive Gesundheitsschutz als Aufgabe der gesamten Gesellschaft wird stärker akzentuiert. Besondere Aufmerksamkeit gehört der ambulanten und medizinischen Grundbetreuung aller Bürger auf hohem Niveau.
Die spezialisierte und hochspezialisierte Betreuung wird planmäßig erweitert und qualifiziert, insbesondere in den Gebieten

- Implantation von Herzschrittmachern und künstlichen Gelenken
- Künstliche Niere
- Endoskopie
- Ultraschalldiagnostik, Computertomografie
- Hochvoltbestrahlungstherapie
- Nieren- und Knochenmarktransplantation
- Psychotherapie

Die Herzchirurgie fehlt bisher im Spektrum des Klinikums. Alle übrigen Aufgaben treffen unmittelbar auch für uns zu. Ausdrücklich erwähnt wird die Fortführung der Rekonstruktionsarbeiten.
Der in der Historie der Bucher Krankenanstalten begründete Beschluß, sie zu einem einheitlich geführten Organismus zusammenzuschließen, hatte neben berechtigten wirtschaftlichen Überlegungen die Entfaltung und Sicherung der medizinischen Kooperationsmöglichkeiten im Auge.
Die Voraussetzungen hierfür sind in einem geradezu einmaligen fachlichen Leistungsspektrum aller klinischen Arbeitsgebiete gegeben.
Der dem Klinikum bei seiner Gründung überantwortete Versorgungsauftrag konnte durch die hohen Leistungen unserer Mitarbeiter in den technischen Bereichen, in der Verwaltung und Ökonomie, durch unsere Schwestern, Ärzte und nichtmedizinischen Hochschulkader im Zusammenwirken der Kräfte unter *einer* staatlichen Leitung, unter Führung durch Partei und Gewerkschaft, erfüllt werden.
Vor uns stehen neue Aufgaben großer Dimension.
Erfahrungen und Erfolge dieses Klinikums sind das Fundament einer weiteren fruchtbringenden Entwicklung zum Wohle unserer Patienten.

OMR Prof. Dr. med. habil
Axel Hendrick

Vorwort der Herausgeber

Zum 25. Geburtstag des Klinikums Berlin-Buch legen wir einer interessierten Öffentlichkeit Informationen über diese größte Gesundheitseinrichtung unseres Landes in Form und Umfang einer Broschüre vor. Wir konzentrierten uns dabei bei dieser ersten Arbeit auf einige Schwerpunkte klinischer Leistungen als „partes pro toto.“
Unsere Hochachtung gilt den ärztlichen Kollegen, Schwestern, MTA, Sekretärinnen und Mitarbeitern in allen Teilen unseres „Kombinates“ – unabhängig davon, ob sie hier Erwähnung finden konnten. So wäre zum Beispiel medizinische Arbeit undenkbar ohne Fleiß und Erfahrung unserer Röntgenologen und ihrer Teams.
Unsere tägliche Fürsorge gilt den uns anvertrauten Patienten in 46 klinischen Einrichtungen. Unser medizinisches Kollektiv meistert komplizierte Aufgaben der Betreuung und Versorgung, ringt um die weitere Verbesserung von Diagnostik und Therapie, um Krankenpflege, Zuwendung zum Patienten.
Unser Dank gilt auch ohne Einschränkung den Mitarbeitern der Direktorate
- Ökonomie
- Kader/Bildung/Kultur
- Technik

in fünf Medizinischen Bereichen des Klinikums, deren engagiertes Mitwirken erst die Voraussetzung für die Erfüllung unserer medizinischen Aufgaben schafft.
Von essentieller Bedeutung für die Funktion eines derartigen Klinik-Verbandes ist die Arbeit jener Betriebe, die Elektroenergie, Wärme, Wasser liefern, Abwasser aufbereiten, Versorgungs- und Dienstleistungen übernehmen, für innere und äußere Kommunikation sorgen. Enge wissenschaftliche Kooperationsbeziehungen bestehen mit dem Bezirkshygieneinstitut, dem Forschungsinstitut für Lungenkrankheiten und Tuberkulose, den Einrichtungen der Akademie der Wissenschaften im Bucher Raum, dem Regierungskrankenhaus, Spezialabteilungen der Charité und vielen anderen.
Diese Broschüre ist ein Bekenntnis ihrer Autoren zum Klinikum Berlin-Buch. Unterschiedliche Stilarten und Betrachtungsweisen sehen wir als Ausdruck lebendiger Facettierung dieser großen hauptstädtischen Gesundheitseinrichtung.

Berlin-Buch,
im Januar 1988

Hans-Christian Weber
Lothar Pahl

Zur Vorgeschichte des Klinikums in Berlin-Buch

H.-P. Wolff

1. Gründung von Krankenanstalten in Buch

Nach der Proklamierung Berlins zur Hauptstadt des Deutschen Reiches entwikkelte sich die Stadt sprunghaft zum größten Ballungszentrum industriekapitalistischer Großbetriebe und des Proletariats unter unzulänglichsten arbeits- und kommunalhygienischen Existenzbedingungen. Die davon induzierte Morbiditätswelle zwang die hauptstädtische Bourgeoisie zu größeren Zugeständnissen als vorher an den notwendigen Ausbau der stationären Krankenbetreuung, von der das Universitätsklinikum in Verbindung mit der Charité zunehmend überfordert wurde.

In rascher Folge wurden mehrere kommunale Krankenhäuser errichtet: 1872 in Verbindung mit einer größeren Pockenepidemie das Barackenlazarett Moabit, 1974 das erste städtische Allgmeine Krankenhaus in Friedrichshain, 1880 die I. Berliner „Irrenanstalt" in Dalldorf, 1890 das Krankenhaus Am Urban und 1893 die II. Berliner „Irrenanstalt" in der Herzbergstraße sowie eine Epilektiker-Anstalt in Wuhlgarten, die heutige Zentralklinik in der DDR für Neurologie und Psychiatrie „Wilhelm Griesinger".

Diese Kapazitäten reichten aber für den Millionenzuwachs der Bevölkerung im letzten Quartal des 19. Jahrhunderts noch immer nicht aus. Die in der Berliner Stadtverordneten-Versammlung vertretene liberale Bourgoisie, deren einflußreichste medizinischen Fachleute Professor Rudolf VIRCHOW (1821–1902) und sein Freund Paul LANGERHANS (1820–1908) waren, letzterer langjähriger Vorsitzender der Stadtverordneten-Versammlung, setzte die Einrichtung weiterer Krankenanstalten auf die Tagesordnung und wurde darin von den Abgeordneten der politisch immer stärker werdenden SPD unterstützt.

Von den Großgrundbesitzern v. VOSS erwarb die Stadt 1897 für 3,5 Millionen Goldmark etwa 7,5 Tausend Morgen Land beim Dörfchen Buch im Norden Berlins an der Bahnlinie nach Stettin und ließ zwischen 1900 und 1929 auf dieser Fläche fünf Gesundheitseinrichtungen mit einer gemeinsamen Versorgungsanlage für Trinkwasser, Elektroenergie, Heizwärme u. a. errichten. Es entstand ein Ensemble von Gesundheitsbauten nach den Plänen eines einzigen Architektenbüros unter Leitung des damaligen Stadtbaurates Dr. Ing. Ludwig HOFFMANN (1852–1932). Im Zusammenhang mit der Heilstättenbewegung zur Bekämpfung der Tuberkulose, die in Berlin insbesondere durch den Internisten Ernst v. LEYDEN (1832–1910) und den Laryngologen Bernhard FRÄNKEL (1836–1910) tatkräftig gefördert wurde, entstand in Buch zuerst eine „Heimstätte für brustkranke Männer" mit 150 Betten, deren Belegung 1905 begann. Erster Ärztlicher Leiter dieser Lungenheilstätte wurde Fritz REUTER. An der Begutachtung des Standortes war übrigens auch Robert KOCH (1843–1910) beteiligt, der lediglich die große Entfernung vom Stadtzentrum zu bemängeln hatte. Während diese erste Bucher Einrichtung nur aus vier Häusern bestand, wurde als zweiter Gesundheitsbau an der Straße nach Karow in Buch die anfangs mit 1800 Betten ausgestattete „III. Berliner Irrenanstalt" mit 31 Häusern bezugsfertig. Der erste (noch ehrenamtliche) Berliner Stadtrat für Gesundheitswesen, Dr. med. Ferdinand STRASSMANN (1838–1931), eröffnete sie am 28. September 1907. Im Laufe des Jahres 1908 wurde sie mit 903 Frauen und 897 Männern bereits 100 %ig belegt. Die ärztliche Leitung übernahm Alfred RICHTER, vorher Oberarzt der Dalldorfer Anstalt.

An der Straße nach Zepernick wurde in Buch nach den Plänen HOFFMANNs als dritte Einrichtung ein Alters- und Pflegeheim für 1500 Hospitaliten errichtet und am 11. August 1909 feierlich eröffnet. Die offizielle Bezeichnung lautete „ Hospital Buch", HOFFMANN benannte sein architektonisches Meisterwerk in der Bauliteratur poetischer als „Alte-Leute-Heim". Die ärztliche Leitung wurde dem Neurologen Otto MAAS übertragen.

An der Schönerlinder Chaussee, deren ortsnaher Abschnitt heute Wiltbergstraße heißt, wurde auf einer 45 ha großen Fläche mit den Vorbereitungen zu einer 4. Anstalt begonnen. HOFFMANN entwarf seine, neben dem Rudolf-Virchow-Krankenhaus, wohl schönste und ausgereifteste Krankenhausanlage für Berlin. Sie umfaßte 30 Häuser und wurde für 1500 Betten ausgelegt. In den Beratungen der Stadtverordneten-Versammlung entschieden inzwischen die Stimmen der SPD, deren prominentester gesundheitspolitischer Sprecher Dr. med. Ignaz ZADEK (1858–1931) war, Mitbegründer des Vereins Sozialistischer Ärzte. Bevor der planmäßige Termin 1915 für die Inbetriebnahme erreicht war, änderte der Ausbruch des ersten imperialistischen Weltkrieges die praktische Verwendung der Anstalt. Sie wurde vom Roten Kreuz als „Vereinslazarett“ des Kaiserlichen Gardekorps übernommen und für eine Belegung mit 1800 Verwundeten eingerichtet, eine Zahl, die allerdings nie erreicht wurde, weil es ständig an Personal mangelte. Gleichfalls noch 1908 wurden in der Berliner Stadtverordneten-Versammlung Diskussionen über den fünften Bucher Gesundheitsbau begonnen. Dr. med. Hermann WEYL (1866–1925) setzte mit seiner SPD-Fraktion die Projektierung eines Tuberkulose-Krankenhauses durch, das 1911 abermals auf dem Reißbrett Ludwig HOFFMANNs entstand. Er plante eine Einrichtung mit 20 Häusern und 1500 Betten. Kurz nach Baubeginn 1914 brach der erste Weltkrieg aus und erzwang die Einstellung des Bauvorhabens. Erst 1924 konnten die Arbeiten an der Hobrechtsfelder Chaussee fortgesetzt werden. 1929 wurde die Einrichtung mit etwa 600 Betten unter der Leitung des Internisten und Pulmologen Lazar DÜNNER (geb. 1889) als „Hospital Buch West“ ihrer Bestimmung übergeben.
Neben den städtischen Gesundheitseinrichtungen sollte in Buch am Lindenberger Weg Mitte der 20er Jahre noch ein Friedhof angelegt werden. Die Kapelle war bereits fertiggestellt, als ein für Friedhofszwecke zu hoher Grundwasserspiegel konstatiert werden mußte. Stadtmedizinalrat Professor Dr. med. Wilhelm v. DRIGALSKI (1871–1950) kam mit dem Direktor des Kaiser-Wilhelm-Instituts für Hirnforschung, Prof. Dr. med. Oskar VOGT (1870–1952), überein, wegen der erwünschten Nachbarschaft einer großen psychiatrischen Heil- und Pflegeanstalt das ehemalige Friedhofsterrain der Gesellschaft für den geplanten Institutsneubau zur Verfügung zu stellen, der 1928 begann. Am 2. Juni 1931 wurde das neue Hirnforschungsinstitut in Buch feierlich eingeweiht. (5)

2. Namenswandel

Die einzelnen Bucher Gesundheitsbauten wechselten im Laufe ihrer Geschichte mehrfach ihre Namen, was in der Berliner Krankenhausgeschichte nicht wenig Verwirrung gestiftet hat. (1)
Die 1905 eröffnete Lungenheilstätte „Heimstätte für brustkranke Männer“ wurde nach dem ersten Weltkrieg ein „Leichtkrankenhaus für Frauen“ und schließlich, etwa 1926/27, in „Waldhaus Buch“ umgetauft, analog dem „Waldhaus Charlottenburg“, der heutigen Hellmuth-Ulrici-Klinik in Sommerfeld. Mit Ausbruch des faschistischen zweiten Weltkrieges wurde im Waldhaus ein Lazarett für Hirn-, Rückenmark- und Nervenverletzte eingerichtet und ärztlich aus der Klinik des Hirnforschungsinstitutes mitversorgt, die den gleichen Zwecken diente. Nach der Befreiung vom Faschismus wurde eine Orthopädische Klinik in das Waldhaus verlegt. Sie entwickelte sich bis 1960 zum „Krankenhaus für Orthopädie und Rehabilitation“ und wurde im Januar 1963 Verwaltungsbereich – heute Medizinischer Bereich IV – des Klinikums Berlin-Buch.
Die III. Berliner „Irrenanstalt“ an der Karower Straße wurde nach dem ersten Weltkrieg in „Städtische Heil- und Pflegeanstalt Buch“ umbenannt. Im Zusammenhang mit der Nazi-„Euthanasie“-Mordaktion T4 wurde 1940 auch ein großer Teil der Patienten dieser psychiatrischen Einrichtung in Vernichtungsanstalten deportiert. Die freiwerdenden Häuser wurden mit Patienten des Hufeland-Hospitals an der Wiltbergstraße belegt und nunmehr das Objekt an der Karower Straße Anfang 1941 in Hufeland-Hospital umbenannt. Duch Neugründung bzw. Evakuierung zentralgelegener Berliner Kliniken entstand etwa ab 1942

daraus das „Hufeland-Krankenhaus“. Diese Einrichtung gewann infolge der in Berlin betriebenen Spalterpolitik der westalliierten Besatzungsmächte und ihrer deutschen Vollstreckungshelfer für den Demokratischen Sektor Groß-Berlins, der späteren Hauptstadt der Deutschen Demokratischen Republik große Bedeutung und wurde bis zur Gründung des Klinikums zu einem großen Allgemeinen Krankenhaus umgerüstet. Es ist heute der Medizinische Bereich (MB) II „Chistoph Wilhelm Hufeland“ des Klinikums Buch.
Das an der Zepernicker Straße 1908 fertiggestellte Hospital Buch wurde 1929 in „Hospital Buch-Ost“ umbenannt und erhielt, gemäß einem mit dem Ableben seines Architekten von der Stadtverordneten-Versammlung gefaßten Beschluß, 1933 den Namen „Ludwig-Hoffmann-Hospital“. Auch hier wurde nach der Befreiung vom Faschismus unter Leitung des Demokratischen Magistrats von Berlin der Funktionswandel vom Pflegeheim (Hospital) zum Krankenhaus vorangebracht und das im Namen „Ludwig-Hoffmann-Krankenhaus“ zum Ausdruck gebracht. Heute ist dieses Krankenhaus der MB III „Ludwig Hoffmann“ des Klinikums Berlin-Buch.
Das als IV. Berliner „Irrenanstalt“ konzipierte und 1914 als Rot-Kreuz-Lazarett in Betrieb gegangene Objekt an der Wiltbergstraße wurde 1919 in die Hand des Magistrats zurückgegeben und von ihm in die „Kinderheilanstalt Buch“ umfunktioniert. Parallel zu diesem Namen wurde auch die Bezeichnung „Genesungsheim der Stadt Berlin in Buch“ verwendet. In einzelnen Häusern muß zu dieser Zeit bereits eine allgemeine Krankenhausabteilung für die Einwohner Buchs und der umliegenden Dörfer existiert haben. Die Nachforschungen zur Klärung dieser Frage sind noch nicht abgeschlossen.
Mit Anbruch der Hitlerdiktatur fiel auch die Kinderheilanstalt Buch dem radikalen Abbau sozialfürsorgerischer Leistungen zum Opfer. Dafür wurde 1934 das bis dahin in der Fröbelstraße, Ecke Prenzlauer Allee, existierende Hufeland-Hospital (vor 1919 Friedrich-Wilhelms-Hospital) nach Buch verlegt und jetzt dem Objekt an der Wiltbergstraße die Bezeichnung „Hufeland-Hospital“ gegeben. Amtlicherseits wurde auch vom „Hospital Buch-Mitte“ gesprochen. 1940 erfolgte dann, wie bereits dargelegt, die Wanderung des Namens „Hufeland-Hospital“ in die Karower Straße, während das Objekt an der Wiltbergstraße zum „Städtischen Krankenhaus Buch“ ausgebaut wurde.
Nach der Schlacht um Berlin, die mit der Zerschlagung der Hitlerdiktatur endete, wurde das Städtische Krankenhaus von Ende 1945 bis Anfang 1950 als Zentrales Lazarett von der Roten Armee genutzt, dann erfolgte die Rückgabe an die Behörden der DDR. In den Jahren bis zur Gründung des Klinikums wurde das Krankenhaus schrittweise modernisiert. Es wurde der Medizinische Bereich I des Klinikums mit Sitz der Ärztlichen Direktion. Am 7. Oktober 1987 erhielt dieser Bereich den Ehrennamen „Prof. Dr. Karl Linser“. Dem ehemaligen Präsidenten der Deutschen Zentralverwaltung für das Gesundheitswesen in der sowjetischen Besatzungszone Deutschlands wurde damit ein Denkmal gesetzt.

3. Aus der Entwicklung der Fachbereiche

3.1. Innere Medizin

Allgemein-interne Stationen hat es in der Entwicklung der Bucher Gesundheitsbauten erst relativ spät gegeben. Als erstes war praktisch das Spezialgebiet Pulmologie der Inneren Medizin in Buch vertreten und behandelte tuberkulosekranke Männer. Bereits im Verlaufe des ersten Weltkrieges (1917) mußten zusätzlich 304 Betten zur Aufnahme offentuberkulöser Frauen zur Verfügung gestellt werden. Mitte der zwanziger Jahre wandelte sich die Aufgabenstellung dahingehend, daß vorwiegend Frauen mit geschlossener Lungentuberkulose aufgenommen wurden.
Der erste wissenschaftlich tätige Pulmologe und Internist war L. DÜNNER. Das von ihm geleitete Krankenhaus umfaßte eine Tuberkuloseabteilung mit rund 450 Betten und hatte daneben Stationen mit etwa 150 Betten eines ersten allgemein-internen Profils in Buch (1929). Dünner war als Schüler von Georg KLEMPERER (1865–1946) an der IV. Medizinischen Universitätsklinik in Berlin schon 1924 gemeinsam mit Rudolf NEUMANN (1899–1962)

durch ein Lehrbuch der Perkussion, Auskultation und Palpation der Brust- und Bauchorgane den jüngeren Medizinern bekannt. In den Jahren seiner Tätigkeit in Buch publizierte er zusammen mit LESSER und BLUME eine Monographie über die Lungensyphilis des Erwachsenen und schrieb zusammen mit I. ZADEK (jun.) ein Lehrbuch der Differentialdiagnose der Lungentuberkulose. Beide Lehrbücher, deren Co-Autor DÜNNER war, erlebten Nachkriegsauflagen. Mit seinen Bucher Mitarbeitern HIRSCHFELD und LÜCKE ging DÜNNER u. a. tierexperimentell Fragen von Insulin-Nebenwirkungen nach. (3) 1933 wurde dieser Internist, der gleichzeitig nebenamtlich die Lungenabteilung des Jüdischen Krankenhauses in Berlin leitete, von den Faschisten aus seiner Bucher Funktion vertrieben. Er emigrierte 1936 nach England. Zwanzig Jahre später konnte DÜNNER anläßlich eines Kongresses in Erfurt noch die veränderten gesellschaftlichen Verhältnisse in der DDR kennenlernen.
Eine zweite interne Fachabteilung entstand in Buch wahrscheinlich schon unter Otto MAAS vor 1933, dafür spricht u. a. seine 1926 publizierte Monographie über „Abhängigkeit der Wachstumsstörungen und Knochenerkrankungen von Störungen der inneren Sekretion“, die sich auf klinische Beobachtungen im Hospital Buch stützte. Als Chefarzt einer Inneren Abteilung mit 600 Betten wird in den Quellen dann erstmalig 1935 Hermann ROESKE erwähnt, der bereits 1897 am I. Anatomischen Institut der Berliner Universität promoviert hatte. Als Oberarzt der Abteilung war zu diesem Zeitpunkt Hans Viktor KURELLA (geb. 1893) tätig, ein Bruder Alfred KURELLAs (1895–1975). Als nach dem Überfall Hitlerdeutschlands auf die Sowjetunion Alfred KURELLA sich über Radio Moskau und per Lautsprecher direkt an der Front mit seinen deutschen Landsleuten im antifaschistischen Widerstandskampf in Verbindung setzte, wurde sein Bruder in Buch fristlos aus der Oberarztfunktion entlassen. (21) Mit der Verlegung des Hufeland-Hospitals 1934 nach Buch nahm der Umfang der internistischen Kapazitäten mit der Langzeitbehandlung und -pflege chronisch Kranker erheblich zu. Akute innere Erkrankungen prägten etwa ab 1940 das Profil im Städtischen Krankenhaus. Die Hälfte der internistischen Klientel waren Infektionskranke, für die bereits zu diesem Zeitpunkt eine gesonderte Klinik entstand. Damit war der Fachbereich Innere Medizin in Buch endgültig aus seiner anfänglichen engeren Spezialisierung auf Lungentuberkulose und chronisch-degenerative Erkrankungen des höheren Lebensalters herausgetreten.
Zum Zeitpunkt der Befreiung vom Faschismus unterstanden vorübergehend alle internen Bucher Kliniken Professor Friedrich KOCH (1892–1948). Mit der Gründung der DDR fanden dann die drei internen Kliniken unter eigenen Chefärzten allmählich aus der vom Faschismus hinterlassenen Not und Beschränkung heraus. Besondere Verdienste erwarben sich in dieser Beziehung die Internisten Rudolf BAUMANN (1911–1988), Rosa SCHEUER-KARPIN (geb. 1912) und Bernhard GEORGES (1890–1973). Unter GEORGES setzte die Profilierung des Ludwig-Hoffmann-Krankenhauses zu einem „Alterskrankenhaus“ ein. Aus der zunächst undifferenzierten Inneren Abteilung wurden nach und nach Geriatrische Kliniken und eine Rheumaklinik entwikkelt, die über Berlin hinauswirkende wissenschaftliche und praktische Leistungen erbrachten.
Die Tuberkulose forderte zur Gründungszeit der DDR den höchsten Tribut an Menschenleben, sodaß die Tuberkuloseabteilungen in Buch das klinische Zentrum der Tbk-Bekämpfung in der Hauptstadt blieben. Nach der Befreiung wirkten zunächst H. OSTROWSKY (geb. 1911) und BLUMENTHAL als leitende Tuberkuloseärzte. Später wirkte Otto RICHTER (geb. 1913) in Buch, der zur Zeit der Gründung des Klinikums die I. (konservative) Klinik für Lungenkrankheiten leitete und die Aufgaben eines Stellvertretenden Ärztlichen Direktors für den Fachbereich Tuberkulose übernahm.
Im Hufeland-Krankenhaus entstand aus den Trümmern des von Bomben zerstörten Hauses 5 von 1950 bis 1952 in relativ kurzer Bauzeit das Forschungsinstitut für Lungenkrankheiten und Tuberkulose des Ministeriums für Gesundheitswesen der DDR,

dessen Leitung Paul STEINBRÜCK (geb. 1911) übertragen wurde.
Als im Februar 1950 das Städtische Krankenhaus zurückgegeben wurde, gewann der internistische Fachbereich in Buch neue Dimensionen. Unter Fortbestehen der internen Kliniken in den anderen Bereichen entstanden hier zwei weitere Medizinische Kliniken sowie die in der DDR einmalige Klinik für physikalische Therapie (heute Physiotherapie). Letztere wurde von Professor Paul VOGLER (1899–1969) begründet, Ordinarius an der Humboldt-Universität, später und zur Zeit der Gründung des Klinikums von Professor Herbert KRAUSS (geb. 1909) geleitet.
An der I. Medizinischen Klinik begann R. BAUMANN u. a. mit Forschungen zur Schlaftherapie nach PAWLOW. Die II. Medizinische Klinik wurde 1953 unter der Leitung von Kurt HENNE (1912–1987) als Infektionsklinik und Zentrum der Poliomyelitis-Behandlung Erwachsener eröffnet. Heute ist sie das Institut für Infektions- und Tropenkrankheiten des Klinikums Berlin-Buch. Die Medizinischen Kliniken im Hufeland-Krankenhaus begannen Mitte der 50er Jahre mit ihrer Spezialisierung auf Hämatologie und Gastroenterologie. Die hämatologisch orientierte (heutige III. Medizinische Klinik) schloß damals eine der ersten Vereinbarungen über wissenschaftliche Kooperation mit der Humboldt-Universität ab und zwar mit dem Institut für Allgemeines Biologie unter Leitung von Professor Jacob SEGAL.
Es sei erwähnt, daß selbstverständlich auch in Buch die Leistungen der Medizinischen Kliniken wesentlich von der Profilierung der Labordiagnostik und Röntgenologie mitbestimmt worden sind. 1950 wurden zwei Zentrallabors gegründet. Mit der Bildung des Klinikums entstand aus dieser Basis das Institut für Laboratoriumsdiagnostik. Die Zentralisierung der röntgenologischen Leistungen in Diagnostik und Therapie wurde vor allem seit 1953 von Professor Wolf-Siegfried REICHEL (geb. 1910) vorangebracht, zuerst Leiter des Zentral-Röntgeninstitutes, 1963 Stellvertretender Ärztlicher Direktor für den Bereich der diagnostischen und therapeutischen Institute des Klinikums.

3.2. Chirurgie

Abgesehen vom Lazarett-Interim 1914 bis 1918, in dem Professor Moritz KATZENSTEIN (1872–1932) vom Krankenhaus im Friedrichshain in Buch operierte, setzte die Entwicklung des Fachbereichs Chirurgie zuerst um 1940 mit der Umprofilierung des Hospitals West in ein „Tbc-Hilfskrankenhaus" ein, wo mit Waldemar LENZ (gest. 1942) ein Schüler von Professor Hellmuth ULRICI (1875–1950) aus Sommerfeld wirkte. Die traurige Hinterlassenschaft der faschistischen Kriegsjahre wurden in dieser Klinik 1945 von Joachim RIEDEL übernommen, vormals Heilstätte Gröbersdorf. Mit der Gründung des Klinikums war RIEDEL Chefarzt seiner II. (Chirurgischen) Klinik für Lungenkrankheiten.
Parallel zur Entwicklung der Lungenchirurgie etablierte sich das Fachgebiet außerdem mit Eröffnung einer Orthopädischen Klinik unter Leitung von Herbert GARDEMIN (1904–1968). 1945 wurde die Klinik in das Waldhaus verlegt, wo sich E. BAKO und (1949) G. KOHL als Chefärzte ablösten. 1960 übernahm Manfred KRAUSE (geb. 1921) die Einrichtung als Klinik für Orthopädie und Rehabilitation. Die Klinik für Rehabilitation wurde bei der Bildung des Klinikums von Wolfgang PRESBER (geb. 1919) geleitet. (15)
Die allgemeine Chirurgie wurde mit der Umwandlung der Heil- und Pflegeanstalt in ein allgemeines Krankenhaus zuerst im Hufeland-Krankenhaus angesiedelt. Hier wirkte nach der Befreiung vom Faschismus kurze Zeit Professor Heinrich KLOSE (1879–1968), später Ärztlicher Direktor des Krankenhauses im Friedrichshain. Bis zur Verlegung der Klinik in das Ludwig-Hoffmann-Krankenhaus 1960 wirkte Otto Hans KMENT (geb. 1914) als Chefarzt. Mit der Gründung des Klinikums wurde Roland FISCHER Leiter dieser (II.) Chirurgischen Klinik. Die I. Chirurgische Klinik entstand 1950 mit der Übernahme des städtischen Krankenhauses. Hier verselbständigte sich 1953 in Buch sowohl die Anaesthesiologie als auch die Urologie. Chefarzt der I. Chirurgischen Klinik war z. Z. der Gründung des Klinikums Herbert WEBER, der zugleich die Funktion des Stellvertretenden Ärztlichen Direktors für seinen Fachbereich übernahm, der damals

1456 Betten umfaßte. Dazu gehörten die von Friedrich WEICKMANN geleitete Neurochirurgische Klinik und eine selbständige Klinik für Kinderchirurgie unter Chefarzt Ilse KRAUSE, die eng mit dem Fachbereich Pädiatrie verbunden blieb.

3.3. Pädiatrie

Der Bucher Beitrag zur Geschichte der Berliner Pädiatrie setzt 1919 mit der Umwandlung des ehemaligen Lazarettes in eine Kinderheilanstalt ein, die über 1500 Betten verfügte, von denen aber z.B. 1927 nur 1200 belegt waren. Zu diesem Zeitpunkt waren 14 Ärzte in der Heilanstalt tätig, geleitet von Iwan ROSENSTERN (geb. 1882), einem Schüler von Otto HEUBNER (1843–1926). Als Jude und hochdekorierter Frontkämpfer des ersten Weltkrieges wurde ROSENSTERN erst 1935 definitiv von den Faschisten aus seinem Amt entfernt. Er emigrierte in die USA. Bis etwa 1940 scheint es nach der erfolgten Auflösung der Kinderheilanstalt keine nennenswerte pädiatrische Einrichtung in Buch gegeben zu haben. Dann entstanden im Städtischen Krankenhaus zwei Kinderkliniken.

Während des zweiten Weltkrieges wurden sowohl Teile der Universitäts-Kinderklinik der Charité unter Professor Georg BESSAU (1884–1944) als auch des Kaiser-und-Kaiserin-Friedrich-Kinderkrankenhauses Reinickendorf unter Professor OPITZ nach Buch verlegt. Daraus resultierte u.a. der Beginn der Ausbildung von Säuglings- und Kinderkrankenschwestern in Buch. 1945 gelangte die Kinderabteilung in das Hufeland-Krankenhaus. Zu den ersten Chefärzten gehörte die aus britischer Emigration heimgekehrte antifaschistische Widerstandskämpferin Rosa COUTELLE (geb. 1907). Sie und ihre Mitarbeiter hatten sehr schwer mit den für eine Kinderklinik unmöglichen materiell-technischen Bedingungen einer ehemaligen psychiatrischen Heil- und Pflegeanstalt zu kämpfen und fanden anfangs leider wenig Unterstützung.

Mit der Rückgabe des Städtischen Krankenhauses konnten die dortigen beiden Kinderkliniken modernisiert wieder in Betrieb genommen werden. Die I. Klinik übernahm später Professor Hans-Wolfgang OCKLITZ (geb. 1921), die Chefarztstelle der II. Kinderklinik wurde Hans Hermann SCHMITZ (geb. 1917) übertragen. Die Kinderklinik im Hufeland-Krankenhaus wurde zur Gründungszeit des Klinikums von Professor Heinrich KIRCHMAIR (1906–1969) geleitet. Sein Nachfolger wurde Erich F. SCHMIDT (1919–1976). Die aus der Rostocker Schule kommenden Bucher Pädiater OCKLITZ, SCHMITZ und SCHMIDT entwickelten eine ausgezeichnete Zusammenarbeit ihrer Kliniken und setzten insbesondere in der Infektologie des Kindesalters nicht nur für die DDR Maßstäbe. SCHMITZ wurde 1963 stellvertretender Ärztlicher Direktor für den Fachbereich Pädiatrie des Klinikums mit insgesamt 666 Betten und später Stellv. Ärztlicher Direktor für Wissenschaft und Forschung. Professor OCKLITZ wurde für sein Lebenswerk 1987 mit der Ehrendoktorwürde der Wilhelm-Pieck-Universität Rostock ausgezeichnet.

3.4. Neurologie und Psychiatrie

Ihre Entwicklung begann in Buch mit einer zeittypischen psychiatrischen „Verwahranstalt". Ihre Hauptabteilungen wurden durch die räumlich getrennte Unterbringung von Frauen und Männern bestimmt. Innerhalb derselben gab es geschlossene Stationen und die „offenen" Häuser. Eine kleinere dritte Abteilung nahm die gerichtspsychiatrischen Fälle auf.

Zu den anfangs 1800 vorwiegend psychiatrischen Betten kamen 1908 die geriatrisch geprägten psychiatrisch-neurologischen Stationen des insgesamt 1500 Betten umfassenden Hospitals hinzu. Bis zum Jahre 1927 stieg die Bettenanzahl dieses Fachbereichs auf 3937, ohne daß seit der Eröffnung bauliche Erweiterungen vorgenommen worden waren. Die hohe Patientenzahl mußte mit 916 Arbeitern und Angestellten versorgt werden, darunter nur 25(!) Ärzte. Die Assistenzärzte mußten in der Einrichtung wohnen und bezogen in der Zeit der Monarchie bei freier Station ein Anfangs-Jahresgehalt von 1500,– Mark, daß im Verlaufe von acht Dienstjahren auf 2700,– Mark steigen konnte. (18, 2)

Unter den Assistenzärzten sind zwei in der Geschichte der Gesundheitspolitik der

deutschen Arbeiterklasse und ihrer Organisationen bedeutungsvolle Persönlichkeiten zu erwähnen:
Von 1906 bis 1908 absolvierte Alfred DÖBLIN (1878–1957) hier seine nervenärztliche Ausbildung. Er hatte 1905 in Freiburg i. Br. mit einer Arbeit „Über Gedächtnisstörungen bei der Korsakowschen Psychose" promoviert, diente im ersten Weltkrieg als Militärarzt und wurde zur Zeit der Novemberrevolution in Deutschland Mitglied der USPD, später der SPD und gehörte in Berlin dem „Verein Sozialistischer Ärzte" an. Mit seinem Roman „Berlin-Alexanderplatz. Die Geschichte von Franz Biberkopf" (1929) verewigte er das „Feste Haus" von Buch, die gerichtspsychiatrische Abteilung (damals im heutigen Haus 212 des Klinikums), in der Weltliteratur.
Der andere Assistenzarzt ist Fritz FRÄNKEL (1892–1944), der von 1921 bis 1924 in Buch tätig war. FRÄNKEL promovierte 1919 mit einer Arbeit über „Die psychopathische Konstitution bei Kriegsneurosen" unter Karl BONHOEFFER (1868–1948) in Berlin. Er leitete später eine psychiatrische Fürsorgestelle im Stadtbezirk Kreuzberg und trat wissenschaftlich mit Arbeiten zur Suchtmittelproblematik hervor. FRÄNKEL, der auch als Militärarzt gedient hatte, sprach als einziger Arzt in der Diskussion auf dem Gründungsparteitag der KPD. Von 1921 bis 1925 wirkte er als ärztlicher Leiter (2. Vorsitzender) der Berliner Ortsgruppe des Proletarischen Gesundheitsdienstes (PGD). FRÄNKEL war eng mit Georg BENJAMIN (1895–1942) und seinen Geschwistern befreundet, mit dem Schriftsteller Walter B. (1892–1940) und der Soziologin Dora B. (1901–1946). Wie DÖBLIN mußte auch FRÄNKEL 1933 emigrieren. Er kämpfte 1936 als Lazarettkommandeur gegen den Franco-Faschismus in Spanien und starb im mexikanichen Exil. In Buch entstanden mehrere Aufsätze FRÄNKELs über endokrine und degenerative Krankheitsbilder. (26)
Unter den Bucher Psychiatern gab es in der Zeit der Weimarer Republik auch konsequente bürgerliche Humanisten, die sich frühzeitig und kämpferisch mit dem menschenfeindlichen „Euthanasie"-Konzept auseinandersetzten. Nach dem Erscheinen der berüchtigten Schrift „Die Freigabe der Vernichtung lebensunwerten Lebens" entgegnete 1923 in der Fachpresse Oberarzt Eugen WAUSCHKUHN (geb. 1883) aus Buch: „Vielleicht ist es erlaubt zu fragen, wie lange unsere Menschheitsbeglükker ihre Hinrichtungen mit ärztlichem Henker nur auf Geisteskranke beschränken werden. Wann werden sie entdecken, daß Kriegsgeschädigte, Arbeitsinvaliden, Blinde, Taubstumme, Tuberkulöse und Krebskranke nicht produktiv genug sind?" (25)
Als der Neubau des Hirnforschungsinstitutes der Kaiser-Wilhelm-Gesellschaft im Lindenberger Weg in Buch seiner Vollendung entgegenging, wurde zwischen Professor Oskar VOGT (1870–1959) und dem damaligen Ärztlichen Direktor der Heilanstalt an der Karower Straße, Richard WERNER, eine Vereinbarung über wissenschaftliche Kooperation abgeschlossen, (17) die in den folgenden Jahren vor allem von den Leitern des Pathologischen Institutes Berthold OSTERTAG und Hans ANDERS (1886–1953) (6) mit dem Hirnforschungsinstitut realisiert worden ist, während von Seiten des Institutes bis zu seiner Vertreibung durch die Faschisten besonders Professor Max BIELSCHOWSKY (1869–1940) mit den Bucher Pathologen zusammenarbeitete. (14)
Mit dem Machtantritt des Faschismus in Deutschland begannen sich für den Fachbereich Neurologie/Psychiatrie auch in Buch einschneidende Veränderungen abzuzeichnen. Den antisemistischen Maßregelungen von 1933 fielen u. a. die Ärztlichen Direktoren Professor Karl BIRNBAUM (1878–1950) und Otto MAAS zum Opfer. Mit BIRNBAUM verlor die Psychiatrie in Buch ihren wissenschaftlich wohl profiliertesten Vertreter. Als Schüler von BONHOEFFER arbeitete BIRNBAUM bereits von 1908 bis 1919 vorwiegend gerichtspsychiatrisch in Buch. 1922 habilitierte er sich an der Berliner Medizinischen Fakultät, und 1927 erfolgte seine Ernennung zum a. o. Professor.
BIRNBAUM las Kriminalpsychologie und -psychopathologie an der Juristischen Fakultät der Berliner Universität. Nachdem er zwischenzeitlich als Abteilungsleiter in der Anstalt Herzbergstraße gewirkt hatte, wurde BIRNBAUM 1930 Ärztlicher Di-

rektor in Buch. BONHOEFFER schätzte seine Leistungen als überdurchschnittlich ein und versuchte 1933 sein Verbleiben in Buch (vergeblich) zu erreichen. (12) BIRNBAUM gelang noch 1939 die Emigration in die USA, MAAS flüchtete nach Palästina.
Die von den Faschisten veranlaßte Selektion von etwa 2000 Geisteskranken und ihre Deportation in die Tötungsanstalten, u.a. nach Brandenburg im Jahre 1940 ließen von der ehemals größten Berliner Heil- und Pflegeanstalt der Psychiatrie in Buch nur eine kleine Neurologisch-psychiatrische Abteilung mit 111 Betten übrig, die von Professor Hans SEELERT (geb. 1882) geleitet wurde, der ebenfalls ein Schüler von BONHOEFFER war und sich nicht an Verbrechen gegen die Menschlichkeit beteiligte. Nach der Befreiung vom Faschismus blieb die Abteilung weiterbestehen. SEELERTs Nachfolger wurde 1949 Karl KOTHE (1899–1974). 1954 konnte die Neurologisch-Psychiatrische Klinik eine Fachambulanz anschließen und 1959 ihre EEG-Abteilung in Betrieb nehmen. Die Klinik wurde 1963 als I. Nervenklinik dem Klinikum integriert.
Im Ludwig-Hoffmann-Krankenhaus wurden die neurologischen Fälle nach 1945 zunächst weiterhin in der „Hospital-Abteilung" des Hauses behandelt. Der 1933 von den Faschisten mit Berufsverbot gemaßregelte Walter SCHÖNEBECK (1883–1971) übernahm die Abteilung 1945 als Oberarzt und wurde 1953 Chefarzt dieser nunmehrigen neurologischen Abteilung. Später wirkten Reinhold PERSCH und Professor Wolfgang WÜNSCHER in diesen Funktionen. Die Abteilung wurde 1963 als II. Nervenklinik Teil des Klinikums. Prof. WÜNSCHER, Direktor des Hirnforschungsinstitutes der Karl-Marx-Universität in Leipzig, leitete seine Bucher Klinik nebenamtlich. (17)

3.5. Die „kleinen" Fächer

Die genaue Nachzeichnung des Weges von HNO- und Augenheilkunde sowie der Dermatovenerologie in den heutigen Struktureinheiten des Klinikums ist mit bisherigen Kenntnissen noch nicht möglich. Bekannt sind lediglich folgende Fakten:
Die erste HNO-Abteilung entstand in den Jahren des zweiten Weltkrieges als Lazaretteinheit und wurde 1945 an ihren heutigen Standort in Buch verlegt. Als Chefärzte sind nacheinander die Namen von WALTER, STOLL und WELTER bekannt.
In der unmittelbaren Nachbarschaft der HNO-Klinik entstand 1945 die Augenklinik, deren erster Chef Carl KOCH (geb. 1898) war. Er hatte seine Ausbildung an der Universitäts-Augenklinik Greifswald absolviert und war bis 1945 leitender Arzt im Städtischen Krankenhaus Cottbus gewesen. Er fungierte bis 1961 als Chefarzt in Buch und leitete zusätzlich die Augenabteilung des Krankenhauses Pankow. Sein Nachfolger wurde NPT Professor GÜNTHER, den mit der Gründung des Klinikums Professor Viktor KITTEL (1909–1976) ablöste.
Die Hautklinik ging aus einer der Nachkriegszeit eröffneten Venerologischen Abteilung hervor, die Friedrich JACOBI leitete. 1950 verfügte die Klinik bereits über 150 Betten und eine poliklinische Abteilung. 1951 wurde diese Klinik in das Städtische Krankenhaus in Buch verlegt und von Professor Karl LINSER (1895–1976) übernommen, dessen gesundheitspolitischen Leistungen von 1947 bis 1949 schon erwähnt wurden. LINSER war gleichzeitig Ordinarius seines Fachgebietes an der Humboldt-Universität, deren Hautklinik im zweiten Weltkrieg zerstört worden war. LINSER leitete zusammen mit dem Internisten Rudolf BAUMANN das Städtische Krankenhaus als Ärztlicher Direktor. Heute trägt der Medizinische Bereich I des Klinikums seinen Namen. Nachdem sich LINSER auf die Leitung der neuerbauten Charité-Hautklinik zurückgezogen hatte, übernahmen Schüler von ihm die Bucher Klinik als Chefärzte. In das Klinikum Buch wurde sie 1963 unter der Leitung von Rolf STÄPS (1919–1968) eingefügt. Dozent Dr. med. habil STÄPS, vormals bereits Ärztlicher Direktor der Charité, wurde 1963 zum ersten Ärztlichen Direktor des Klinikums Berlin-Buch berufen.

Quellenverzeichnis

1 Adreßbuch der Stadt Berlin, Jahrgänge 1910 bis 1944
2 Berliner Tageblatt Nr. 463 vom 12. 9. 1910

3 Dünner, L.: Klin. Wschr. **13** (1934) 22–23, 101–102
4 Kaul, F. K.: Nazimordaktion T 4. Berlin 1973
5 Klinikum Berlin-Buch: Beiträge zur Betiebsgeschichte, Heft 1. Berlin 1987 (innerbetriebliches Material)
6 Klinikum Berlin-Buch: Personalakte Professor Dr. Anders
7 Ebenda Personalakte Dr. Paschke
8 Ebenda Personalakte Dr. Persch
9 Ebenda Personalakte Dr. Scheuer-Karpin
10 Ebenda Personalakte Dr. Schönebeck
11 Ebenda Personalakte Dr. Verhagen
12 Liedke, H.: Karl Birnbaum, Leben und Werk. Med. Diss. Köln 1982
13 Links, R.: Alfred Döblin. Reihe: Schriftsteller der Gegenwart, Band 16. Berlin 1980, S. 232–236
14 Ostertag, B.: Dt. med. Wschr. **84** (1959) 765–766
15 Paul, U.: 150 Jahre Berliner Orthopädie. Wissenschaftliche Schriftenreihe der Humboldt-Universität zu Berlin 1985
16 Planck, M. (Hrsg.: 25 Jahre Kaiser-Wilhelm-Gesellschaft zur Förderung der Wissenschaften. 1. Band, Berlin 1936, S. 130
17 Schober, W. und L. Werner: J. Hirnforsch. **23** (1982) 343–345
18 Pfannschmidt, M.: Geschichte der Berliner Vororte Buch und Karow. Berlin 1927, S. 165
19 Stadtarchiv Berlin: Rep. 00 Nr. 1976. Akte der Stadtverordnetenversammlung betr. die Verpflegungsanstalt für Hospitaliten und leichte Sieche in Buch 1902–1920
20 Ebenda: Rep. 00 Nr. 1990. Akte der Stadtverordnetenversammlung betr. die Errichtung eines neuen Spezialkrankenhauses für Brustkranke 1908–1918
21 Thewes, A.: Persönliche Mitteilung
22 Thom, A.: In: Namhafte Hochschullehrer der Karl-Marx-Universität Leipzig. Heft 2, Leipzig 1982, S. 18–22
23 Universitätsarchiv der Humboldt-Universität zu Berlin:
Akte der Medizinischen Fakultät Nr. 286 betr. Hans Rosenhagen
24 Ebenda: Personalakte des Verwaltungsdirektors bei der Friedrich-Wilhelms-Universität betr. Prof. Dr. Seelert (Nr. 56)
26 Wolff, H.-P.: Z. ärztl Fortbild. **80** (1986) 867–869

Die Gründung des Klinikums Berlin-Buch

H. Krebs

In den fünfziger Jahren bestanden in Berlin-Buch 5 selbständige Einrichtungen:
- das Städtische Krankenhaus,
- das Hufeland-Krankenhaus,
- das Ludwig Hoffmann-Krankenhaus,
- das Waldhaus,
- das Doktor Heim-Krankenhaus.

Sie prägten den Ruf Buchs als „Krankenstadt“.

Ökonomisch unterstanden alle Häuser dem Rat des Stadtbezirkes Pankow. Dieser war bei der stürmischen Entwicklung des Gesundheitswesens nicht mehr in der Lage, für eine abgestimmte medizinische, technische und ökonomische Entwicklung dieses riesigen Medizinalkomplexes zu sorgen.

So wurde der Gedanke geboren, diese Kliniken unter einer Leitung zusammenzufassen und dem Magistrat der Hauptstadt zu unterstellen. 156 Experten bereiteten diese Entscheidung vor: Die Namensliste reicht vom stellvertretenden Gesundheitsminister, Prof. Dr. Erler, über den damaligen Stadtrat für Gesundheitswesen, Harry Krebs, den damaligen Bezirksarzt Berlins, die ärztlichen Direktoren Bucher Kliniken, Chefärzte, Krankenschwestern, Ökonomen bis zu den Betriebshandwerkern. Wesentliche Unterstützung gaben die Bezirksleitung der SED und der Bezirksvorstand Berlin der Gewerkschaft Gesundheitswesen. Einer der Höhepunkte der Vorbereitungsphase war das Leserforum der damaligen „Berliner mitteldeutschen Rundschau“ am 17. Oktober 1962 im Festsaal des Hauses 120. Da wurde nochmals heiß und produktiv gestritten. Natürlich gab es nicht nur eitel Freude und Begeisterung. Ein oft gehörtes Argument war: „Krankenhäuser über 800 Betten sind nicht mehr leitbar.“ Manch einer fühlte sich zurückgesetzt, befürchtete übermäßige Zentralisation und extremen Bürokratismus. Auch würde das gesellschaftliche Leben bei der Größe des Areals auf der Strecke bleiben usw. Das Ganze sei also nicht machbar.

Am 1. Januar 1963 vollzogen wir die Gründung des Klinikums Berlin-Buch.

Heute, 25 Jahre danach, hat sich unsere Konzeption von einst überzeugend bestätigt. Das Klinikum besitzt weit über die Grenzen unseres Landes hinaus einen anerkannten Ruf als Zentrum medizinischer Betreuung, Forschung und Weiterbildung.

Das Klinikum Berlin-Buch heute

L. Pahl

Es ist Ausdruck der Kontinuität sozialistischer Gesundheitspolitik, daß Anfang 1963 auf Beschluß des Magistrats aus den ehemals fünf Bucher Krankenanstalten das Klinikum Berlin-Buch gegründet wurde. Die wachsenden volkswirtschaftlichen Möglichkeiten haben es erlaubt, das, was historisch in einem territorial begrenzten Raum an medizinischer Kapazität gewachsen war, in eine solch umfangreiche Gesundheitseinrichtung mit einem kompletten Profil der medizinischen Grundbetreuung und vieler spezialisierter medizinischer Betreuungsleistungen zu verwandeln und weiterzuentwickeln.
Das Klinikum Berlin-Buch leistet als größte Gesundheitseinrichtung der Hauptstadt Berlin und der DDR in Verwirklichung der Beschlüsse des XI. Parteitages der SED einen gewichtigen Beitrag zur Verwirklichung der gesundheitspolitischen Aufgaben unseres Landes. Dies ist verknüpft mit wachsenden Leistungsanforderungen in der medizinischen Betreuung der Bürger, an die Nutzbarmachung seiner wissenschaftlichen Potenzen für praxisorientierte medizinische Forschungsleistungen, verknüpft mit der Entwicklung des wissenschaftlichen Lebens und einem hohen Wirkungsgrad der wachsenden Verpflichtung in der Aus- und Fortbildung von Ärzten und mittleren medizinischen Kadern.
Das Klinikum Berlin-Buch ist heute mit einer Belegschaft von 6450 Mitarbeitern und Studenten, einem Bettenbestand von 3700 Betten eine leistungsfähige Gesundheitseinrichtung, die nahezu 25 % der stationären Betreuungskapazität der Hauptstadt realisiert, in der jährlich rund 56000 Patienten stationär und 185000 ambulante Patienten medizinisch betreut werden. Davon entfallen 72 % der Betreuungskapazität auf Bürger der Hauptstadt, 28 % auf angrenzende Bezirke und die gesamte DDR.
Seit 1980 konnten die Betreuungsleistungen jährlich um 4 % gesteigert werden. Das Leistungsspektrum des Klinikums gliedert sich in 46 Kliniken und Institute, 120 Stationen, 37 Fachambulanzen und Polikliniken, in denen fast ausnahmslos alle medizinischen Fachdisziplinen vertreten sind.
Allein an den Beispielen Innere Medizin mit rund 1200 Betten und Pädiatrie mit ca. 600 Betten wird deutlich, welche günstigen Voraussetzungen für eine hohe Qualität der Arbeit bestehen.
Um in den folgenden Kapiteln die Darstellung einiger klinischer Leistungsbereiche besser einordnen zu können, gibt das Blockschema einen Überblick über die klinischen Strukturen des Klinikums.
Das hohe Leistungsvermögen unserer Einrichtung belegen auch einige Resultate des Jahres 1987:

10630 Hämodialysen
3450 Geburten
15000 Ultraschalluntersuchungen
8325 Computer-Tomografien
400000 Nuklearmedizinische Untersuchungen

Die territoriale Nachbarschaft aller Fachgebiete innerhalb der Einrichtung sind eine fast einmalige Konstellation, durch disziplinäres wie interdisziplinäres Zusammenwirken und durch Nutzen der Profilierungsleistungen der Kliniken eine höhere Qualität der medizinischen Betreuung zu erreichen. Diese Möglichkeiten erweitern sich noch, wenn die territoriale Kooperation mit den Forschungseinrichtungen der Akademie der Wissenschaften der DDR und des Forschungsinstituts für Lungenkrankheiten und Tuberkulose hinzugerechnet werden. Charakteristisch für das Klinikum sind Betreuungslinien, wie sie interdisziplinär z. B. Neurochirurgie, Augenheilkunde und Otorhinolaryngologie bei mikrochirurgischen Operationen zusammenführen. Abgestimmtes Zusammenwirken besteht z. B. zwischen Rheumatologie, Orthopädie und Physiotherapie, zwischen Geriatrie und Rehabilitationszentrum, zwischen Neuro-, Kinder- und Gefäßchirurgie, zwischen Infektologie und Tropenmedizin, in der Behandlung krebskranker Patienten zwischen Nuklearmedizinischer Klinik,

Klinikum Berlin-Buch: Schema der medizinischen Einrichtungen

Fachbereich Innere Medizin

I. Medizinische Klinik
Institut für Infektionskrankheiten und Tropenmedizin
III. Medizinische Klinik
IV. Medizinische Klinik
Klinik für Physiotherapie
Rheumatologisch-kardiologische Klinik
I. Geriatrische Klinik
II. Geriatrische Klinik
Klinik für internistische Leistungs- und Verkehrsmedizin
Klinik für Herz-, Gefäß- und Lungenkrankheiten
Kardiologische Klinik
Institut für klinische Ultraschalldiagnostik
Hautklinik

Chirurgisch orientierte Einrichtungen

Chirurgische Kliniken

- I. Chirurgische Klinik
- II. Chirurgische Klinik

Frauenklinik
I. Institut für Anästhesie- und Intensivtherapie
Urologische Klinik
Klinik für Kinderanästhesie und -intensivtherapie
II. Institut für Anästhesie
Orthopädische Klinik

Fachbereich Radiologie

Strahlentherapeutische Klinik
Institut für klinische Strahlenphysik
Nuklearmedizinische Klinik
Röntgendiagnostisches Zentrum

- I. Röntgen-Institut
- II. Röntgen-Institut
- III. Röntgen-Institut
- V. Röntgen-Institut

Fachbereich Pädiatrie

Institut für Infektionskrankheiten im Kindesalter
II. Kinderklinik
III. Kinderklinik
Kinderchirurgische Klinik

Fachbereich Nervensystem/Sinnesorgane

Neurochirurgische Klinik
Augenklinik
Hals-Nasen-Ohren-Klinik
Neurologisch-Psychiatrische Kliniken

Fachbereich Pathologie

I. Pathologisches Institut
II. Pathologisches Institut

Fachbereich Stomatologie

Stomatologische Fachambulanz I
Stomatologische Fachambulanz II

Pharmazeutisches Zentrum

Apotheke I
Apotheke II

Fachbereich Laboratoriumsdiagnostik

Institut für Laboratoriumsdiagnostik

- Zentrallaboratorium I
- Zentrallaboratorium II
- Zentrallaboratorium III
- Zentrallaboratorium V
- Zentrallaboratorium für Transfusionsserologie

Rehabilitationszentrum

Die Mehrzahl der aufgeführten Kliniken verfügt über angegliederte Fachabteilungen.

Strahlentherapie und dem Zentralinstitut für Krebsforschung der AdW, um stellvertretend nur einige dieser Integrationslinien zu nennen.
Die umfangreichen Kapazitäten der medizinischen Grundbetreuung werden ergänzt durch eine im Klinikum angesiedelte große Anzahl von spezialisierten Disziplinen, die z. T. für das gesamte Gebiet der DDR von Bedeutung sind. Dafür stehen beispielsweise

- die Neurochirurgie, Kinderchirurgie, Urologie, Ophtalmologie, Orthopädie und Gefäßchirurgie, die mit zu den größten DDR-Einrichtungen auf diesen Gebieten gehören;
- spezifische Leistungen der Pädiatrie auf den Gebieten spezieller Infektionskrankheiten, der pädiatrischen Onkologie, Hämatologie und Stoffwechselkrankheiten. Das Institut für Infektionskrankheiten im Kindesalter fungiert als die Zentralstelle für Impfberatung der DDR.
- strahlentherapeutische Behandlungen für Krebskranke sowie nuklearmedizinische für Schilddrüsenerkrankungen;
- Betreuungskapazitäten für physisch und psychisch schwerstgeschädigte Erwachsene und Kinder. Das Rehabilitationszentrum Berlin-Buch ist DDR-Leiteinrichtung.
- die Klinik für Physiotherapie als einzige in der DDR, die Klinik für Rheumatologie als die größte in unserem Land und das Institut für Infektionskrankheiten und Tropenmedizin, das insbesondere für Auslandsreisende eine zentrale Bedeutung hat
- die diagnostischen Kapazitäten und die Sicherung des methodischen wissenschaftlichen und des Ausbildungsvorlaufs im Institut für klinische Ultraschalldiagnostik.

Qualität und Effektivität der medizinischen Betreuung haben sich durch die Orientierung auf deren bestimmende Faktoren weiter erhöht. Wesentlichen Anteil daran haben die Bemühungen, durch noch stärkere Hinwendung zum Patienten, durch eine noch günstigere Gestaltung des Arzt-Schwestern-Patienten-Verhältnisses die Aufenthalts- und Betreuungsbedingungen weiter zu verbessern.
Eine Reihe von Maßnahmen und Initiativen – im wesentlichen initiiert und getragen von den Gewerkschaftskollektiven – wie die Leistungsvergleiche in der Krankenpflege, in den krankenhauswirtschaftlichen, ökonomischen und technischen Bereichen sind vom Klinikum ausgegangen und heute landesweit in der DDR wirksam.
In den zurückliegenden Jahren konnten die Bedingungen der medizinischen Betreuung im Klinikum durch die Bereitstellung und Inbetriebnahme moderner hochwertiger Ausrüstungen und medizintechnischer Investitionen der Diagnostik und Therapie maßgeblich verbessert werden.
Es spricht für die Haltung und den Leistungswillen unserer Mitarbeiter, daß diese neuen Errungenschaften der Medizintechnik zügig und mit hohem Verantwortungsbewußtsein für effektiven, indikationsgerechten Einsatz in den Dienst einer höheren Betreuungsqualität unserer Patienten gestellt wurden.
Als Beispiele möchte ich hervorheben:

- die Nutzung der Computertomografie mit hoher Auslastung (2-Schichtbetrieb);
- hohe, z. T. mehrschichtige Auslastung der Kapazitäten der Ultraschalldiagnostik für Diagnostik, Therapielenkung und -kontrolle sowie Ausbildung in einer Vielzahl medizinischer Fachrichtungen im Institut für klinische Ultraschalldiagnostik;
- Nutzung der neuen Linearbeschleuniger der Strahlentherapeutischen Klinik für die Hochvolttherapie bei Krebserkrankungen;
- Nutzung spezieller Erfahrungen und Kenntnisse zum Ausbau der Augenklinik als Zentrum für die Implantation von künstlichen Augenlinsen;
- Profilierung der III. Med. Klinik zum Diabeteszentrum der Hauptstadt;
- Die Entwicklung von Stützpessaren und ihre Einführung in die klinische Praxis in der Frauenklinik;
- der Ausbau der Dialysekapazität und die Intensivierung der Auslastung von Dialyseplätzen im Schichtbetrieb mit 5,3 Patienten pro Dialyseplatz mit Orientierungscharakter für die DDR;
- die Verstärkung der Anstrengungen zur Senkung der Säuglingssterblichkeit durch interdisziplinäres Zusammenwirken der dazu berufenen Fachkommissio-

nen, weitere Qualifizierung und Ausbau der Schwangerenberatung im Stadtbezirk Pankow und Bildung der Arbeitsgruppe „Perinatale Diagnostik und Therapie".

Diese ausgewählten Beispiele unterstreichen die Komplexität des Leistungsumfanges im Klinikum Berlin-Buch und seiner Bedeutung für die Lösung der Aufgaben des Gesundheits- und Sozialwesens der Hauptstadt und darüber hinaus. Um so wichtiger ist es, diese in unserem Lande einzigartige Konfiguration eines territorial geschlossenen, komplexen Gesundheitspotentials zu erhalten und die günstigsten Bedingungen für seine Entwicklung in all seinen Einzelfunktionen zu schaffen.

Die im Pavillonsystem angelegten Kliniken und Institute, ihre räumliche Auflockerung durch ein großzügig geplantes Ensemble von Grünflächen hat auch heute noch seine Bedeutung und einen besonderen Reiz für die günstige Gestaltung der Aufenthaltsbedingungen unserer Patienten.

Deshalb schätzen wir uns als Mitarbeiter dieser Einrichtung glücklich, daß die unbestritten große und schwierige Aufgabe der komplexen Rekonstruktion, Modernisierung und Funktionssicherung des Klinikums Bestandteil des Inhalts der Direktive des XI. Parteitages der SED ist, dazu inzwischen ein Magistratsbeschluß gefaßt wurde und das Vertrauen in das Leistungsvermögen und die Entwicklungsfähigkeit unserer Einrichtung in der Einheit von med. Betreuung, Forschung und Lehre auch im Beschluß des Politbüros vom 22. 9. 87 zu Stand und Aufgaben der medizinischen Forschung in der DDR seinen Niederschlag gefunden hat.

Das Potential medizinischer Forschung im Klinikum ist bereits heute mit 170 Kadern nicht unbeträchtlich. In einer Reihe von Kliniken ist die fachliche Profilierung auch unter den hohen Anforderungen der medizinischen Betreuung mit der Entwicklung des wissenschaftlichen Lebens und einer Vielzahl von klinisch-praktisch orientierten Forschungsaktivitäten einhergegangen. Zu einem beträchtlichen Teil sind diese Forschungsarbeiten in staatlichen Forschungsprogrammen der Hauptforschungsrichtungen oder von Forschungsprojekten integriert. Dies betrifft z. B. wissenschaftliche Aufgaben in der Geriatrie, der Nuklearmedizin, der Infektologie, der Onkologie, der Kardiologie, Gynäkologie/Geburtshilfe und der Pädiatrie, um nur einige zu nennen.

Vier Jugendforscherkollektive haben 1987 ihre Aufgaben erfolgreich abgeschlossen. Das betrifft die Themen

- Wachstumshemmung von Leukämiezellen;
- Wirksamkeit tiefgekühlter Blutkonserven;
- Einsatz eines neuen Intrauterinpessars;
- Kommunikation Schwester/Patient.

Ein neues Jugendforscherkollektiv wird seine Arbeit zu Problemen der Ernährung chronisch kranker Kinder aufnehmen.

Über 90 % der jugendlichen Mitarbeiter beteiligen sich an der Neuererbewegung.

Mit dem oben zitierten Beschluß des Politbüros steht vor uns die Aufgabe, gemeinsam mit den medizinischen Einrichtungen der AdW im Territorium und dem FLT ein Zentrum der medizinischen Wissenschaften (ZMW) in Berlin-Buch zu bilden.

Ausgangspunkt ist die Forderung, die Leistungsfähigkeit der medizinischen Forschung weiter zu erhöhen. Die schrittweise Profilierung dieses Zentrums soll unter Nutzung der im Territorium Berlin-Buch bereits bestehenden Konzentration leistungsfähiger medizinischer Einrichtungen unterschiedlicher staatlicher Unterstellung und der begonnenen, langfristig angelegten Rekonstruktion des Klinikums Berlin-Buch erfolgen.

Dabei sollen solche Profillinien wie die Onkologie, Herz-Kreislaufforschung, Immunologie, Geriatrie, Virologie, Rheumatologie in dieser Aufgabenstellung beschleunigt entwickelt werden.

Die genannten Profilträger fördern die Einheit von hochspezialisierter Betreuung, Forschung, Aus- und Weiterbildung und haben eine hohe Verantwortung für die Entwicklung des wissenschaftlichen Lebens in den Bucher Gesundheitseinrichtungen.

Berlin-Buch wird damit nach dem führenden Zentrum der Medizin in der DDR, der Charité, zu einem bedeutenden konzentrierten Potential der Medizin, dessen Leistungsfähigkeit und Ausstrahlungskraft großen Einfluß auf das Tempo der Realisierung der Aufgaben sozialistischer Gesund-

heitspolitik in unserem Lande besitzen wird.
Schon heute obliegt dem Klinikum eine hohe Verantwortung auf dem Gebiet der Aus-, Weiter- und Fortbildung. Als erstes Fortbildungszentrum der Akademie für Ärztliche Fortbildung der DDR sind jährlich die Zahl der territorialen und überregionalen Gruppenhospitationen und Weiterbildungslehrgänge angestiegen. In jedem Jahr sollen rund 1000 Ärzte weitergebildet werden. 1988 werden 30 Gruppenhospitationen von erfahrenen Fachkadern durchgeführt. Die territorialen Lehrgänge konzentrieren sich auf die Fachgebiete Allgemeinmedizin, Innere Medizin, Pädiatrie, Gynäkologie/Geburtshilfe und Chirurgie.
An der Medizinischen Fachschule „Dr. Georg Benjamin" studieren gegenwärtig 1600 Direkt- und 400 Fernstudenten und werden in der großen Krankenpflege, Kinderkrankenpflege, Krippenerziehung und Arbeitstherapie ausgebildet.
125 junge Ärzte durchlaufen in den verschiedenen Fachgebieten ihre Weiterbildung zu Fachärzten. Jährlich schließen ca. 25 Hochschulkader des Klinikums ihre Promotion A, 5 bis 8 ihre Promotion B ab. Nicht wenige der leitenden Mitarbeiter des Klinikums sind als Lehrstuhlinhaber oder als Hochschullehrer der Akademie für Ärztliche Fortbildung bzw. als Honorardozenten und -professoren der Humboldt-Universität zu Berlin tätig.
An den innerbetrieblichen zentralen Weiterbildungs- und Qualifizierungsveranstaltungen nehmen jährlich über 1200 Kollegen teil.
Diese kurze Übersicht macht anschaulich, welch hoher Stellenwert Aus-, Weiter- und Fortbildung im Klinikum eingeräumt wird. Diese, bisher überwiegend medizinisch orientierte Leistungsdarstellung wäre gänzlich unvollständig, würde im Kollektiv der Mitarbeiter die Partnerschaft mit den Leistungsbereichen der Ökonomie, Technik und Krankenhauswirtschaft sowie der zentralen Leitungs- und Verwaltungsorgane mit ihren funktionellen Gliederungen nicht täglich erneuert und entwickelt werden.
Auch hier soll nur an wenigen Beispielen verdeutlicht werden, welcher Leistungsumfang erbracht werden muß, um im Sinne unserer Patienten für die günstigsten Behandlungs- und Aufenthalsbedingungen zu sorgen.
Täglich müssen unsere Küchen mehr als 6000 Portionen Essen bereitstellen.
Die betrieblichen Umschlag- und Transportprozesse umfassen jährlich 1 065 140 km, davon entfallen auf betriebliche Krankentransportleistungen 188 332 km.
Die Bauabteilung des Klinikums kämpft um eine Steigerung der Eigenleistungen auf 2 Millionen Mark/Jahr.
Das Potential unserer Werkstätten und der Bauhof haben große Mühe, Funktionssicherheit und dringlichste Werterhaltungsmaßnahmen zu gewährleisten.
Mögen uns alle diejenigen mit Nachsicht begegnen, die in dieser Darstellung des Klinikums heute nicht direkte Erwähnung und Würdigung fanden. Auch in den Folgekapiteln sind nur die medizinischen Strukturen und Leistungen, und auch diese ohne Anspruch auf Vollständigkeit, dargestellt.
Unser Klinikum hat große Vorhaben in den nächsten Jahrzehnten. Komplexe Rekonstruktion, Modernisierung und Profilierung als Betreuungs-, Forschungs- und Lehrstätte werden die Voraussetzungen sein, daß die traditionsreiche Gesundheitseinrichtung Klinikum Berlin-Buch auch am Beginn des neuen Jahrtausends eine Stätte der modernen Medizin ist, in der die Bürger unseres Landes qualifizierte medizinische Betreuung erfahren, von der aus Impulse der hier getätigten Forschung Eingang in die Erkenntnisse der medizinischen Wissenschaft finden und die den Ruf bewahrt und festigt, den sie bereits heute national und international genießt.

Fachgebiet Innere Medizin

12 Kliniken und Institute

I. Medizinische Klinik
Institut für Infektionskrankheiten und Tropenmedizin
III. Medizinische Klinik
IV. Medizinische Klinik
Klinik für Physiotherapie
Rheumatologisch-kardiologische Klinik
I. Geriatrische Klinik
II. Geriatrische Klinik
Klinik für internistische Leistungs- und Verkehrsmedizin
Klinik für Herz-, Gefäß- und Lungenkrankheiten
Kardiologische Klinik
Institut für klinische Ultraschalldiagnostik

Den Kliniken zugeordnet sind die, zum Teil subspezialisierten, Fachambulanzen der Inneren Medizin.

Statistik 1986:

interne Betten gesamt	1150
stationär betreute Patienten	12361
ambulante Konsultationen	171388
im Fachgebiet tätige Ärzte	96

Entwicklung der Nephrologie an der I. Medizinischen Klinik

V. Müller und P. Reinschke

Die I. Medizinische Klinik hatte mit ihrer Gründung die Aufgabe der allgemeinmedizinischen Grundbetreuung für die Berliner Bevölkerung. Diese Verpflichtung nimmt sie auch heute in enger Verbindung mit der hinzugekommenen speziellen nephrologischen Diagnostik und Therapie wahr.
Anfang der 60er Jahre lag der Akzent der Klinikarbeit unter der Leitung von Chefarzt Dr. R. Baumann auf dem Gebiet des Hypertonus und des Diabetes mellitus.
Nachdem Frau Dr. med. I. Krumhaar ab 1963 der Klinik vorstand, entwickelte sich die Nephrologie, die anhaltend bis heute für diese Klinik charakteristisch wurde. Standen zunächst Untersuchungen der Nierenfunktion (Clearance und Isotopennephrogramm) in Kooperation mit der Akademie der Wissenschaften und der Nuklearmedizinischen Klinik des Klinikums im Vordergrund, wurden durch die Anwendung der Nierenbiopsie auch morphologische Differenzierungen möglich. Hier entwickelte sich insbesondere nach Einführung der wichtigen immunhistologischen Untersuchung der Biopsiezylinder (1971) eine enge Kooperation mit dem Pathologischen Institut der Charité. In diesen Jahren konnten auch erste eigene wissenschaftliche Beobachtungen und Erfahrungen zum akuten Nierenversagen, zur Anschlußtechnik bei Hämodialyse sowie zu Untersuchungen der Nierenfunktion veröffentlicht werden.
Unter dem Direktorat von Professor Dr. sc. R. Natusch hat sich ab 1982 das nephrologische Profil der Klinik deutlich erweitert, vorbestehende wissenschaftliche Kooperationsbeziehungen wurden ausgebaut und neue Beziehungen angeknüpft, so zur Akademie der Wissenschaften (Zentralinstitut für Herz-Kreislauf-Forschung, Robert-Rössle-Klinik, Abteilung Informatik), zur Charité (Abteilung für Informatik, Medizinische Klinik, Pathologisches Institut), zum Rechenzentrum des Bezirkskrankenhauses Schwerin, zur Medizinischen Klinik der Universität Rostock, zum Bezirkshygieneinstitut, zum Institut für Arzneimittelwesen Berlin-Weißensee und zu den verschiedenen Instituten und Kliniken des Klinikums Berlin-Buch.
Neben den Aufgaben der täglichen qualifizierten Versorgung der Patienten mit nephrologischen Erkrankungen spielen zunehmend auch wissenschaftliche Fragestellungen eine Rolle. So ist die Klinik gegenwärtig mit 17 Themen zur Diagnostik, Therapie und Verlaufskontrolle der chronischen Glomerulonephritis sowie zur Pathogenese und Therapie der Hypertonie bei chronischer Hämodialysebehandlung in Forschungsprogramme integriert. Mitarbeiter der Klinik bearbeiten bzw. betreuen derzeit drei B-Promotionen, zwanzig A-Promotionen und zwei Diplomarbeiten. Als neue Aufgabe wurde die Mitarbeit an internmedizinischen Lehrbüchern übernommen. Die klinische Prüfung von Arzneimitteln wurde intensiviert.
Die Verpflichtungen im Rahmen der Aus- und Weiterbildung nahmen zu. Seit 2 Jahren ist u. a. ein Nephrologie-Kurs, veranstaltet von der I. Medizinischen Klinik, regelmäßiges Angebot der Akademie für Ärztliche Fortbildung der DDR.
Die Entwicklung der Nephrologie in der DDR wurde durch Mitarbeiter der Klinik mitgetragen. So waren z. B. Frau OMR Dr. med. I. Krumhaar und Herr Prof. Dr. sc. med. R. Natusch Gründungsmitglieder der Gesellschaft für Nephrologie und langjährige Funktionsträger im Vorstand dieser Gesellschaft. Seit 1981 wird die Funktion des Sekretärs der Gesellschaft durch Herrn MR Dr. med. P. Reinschke bekleidet. Internationale Kontakte konnten durch gezielte Hospitationen, z. B. in der Sowjetunion und in Bulgarien intensiviert werden.
Ein wichtiger Bestandteil der I. Medizinischen Klinik ist die Nephrologische Fachambulanz. Seit 1972 übernimmt sie die rationelle Vordiagnostik und abgestimmte Dispensairebetreuung. Jährlich werden etwa 1500 Patienten mit nephrologischen Erkrankungen betreut. Durch Einführung von Spezialsprechstunden für Patienten mit Glomerulonephritis, mit Glomerulo-

nephritis bei Systemerkrankungen sowie für Kranke mit höhergradiger Retention harnpflichtiger Stoffe wurde die Betreuung in den letzten Jahren qualitativ verbessert. Einen bedeutenden Teil nephrologischer Betreuung macht heute die chronische Hämodialysebehandlung von Patienten mit terminaler Niereninsuffizienz aus. Da solche Behandlungsplätze bis jetzt in der DDR noch nicht voll bedarfsdeckend zur Verfügung stehen, ist die rationelle Ausnutzung bereits vorhandener Einrichtungen erforderlich. Bei der Verwirklichung dieser zwingenden Notwendigkeit, ist es den Mitarbeitern der Hämodialyseabteilung der I. Medzinischen Klinik gelungen, beispielgebende Entwicklungen zu initiieren.

Zum Gründungszeitpunkt des Klinikums Berlin-Buch gab es in diesem Zentrum einen Dialyseplatz, der seit Juli 1961 mit noch erheblichem personellem Aufwand ausschließlich für Patienten mit reversiblem akutem Nierenversagen und damit sporadisch in Betrieb genommen wurde. Durch Verbesserung der apparativ-technischen Ausrüstung und den Fortschritt der Wissenschaft konnte ab 1965 die Dialyse auch als Nierenersatztherapie bei terminaler Niereninsuffizienz genutzt werden. Als Beginn dieses chronischen Dialyseprogramms wird in Buch das Jahr 1967 angesehen, als es gelang, eine Patientin mit erloschener Nierenfunktion mehr als ein Jahr überleben zu lassen.

1968 wurde die erste Bucher Patientin im Nierentransplantationszentrum Berlin-Friedrichshain transplantiert, inzwischen sind es insgesamt 65 Patienten geworden. Die Erfolgsrate, d. h. die ausreichende und anhaltende Funktion des Spenderorgans liegt gegenwärtig bei 70 %. Der Umstand, daß 21 dieser 65 Patienten wegen eines späteren Organversagens wieder in die chronische Dialyse übernommen werden mußten, pointiert diesen Ausschnitt des Spektrums der therapeutischen Möglichkeiten bei chronischem Nierenversagen.

In der Dialysetechnik hat es in den vergangenen 25 Jahren gewaltige Fortschritte gegeben: Kapillarfilter, Einnadelmethode, kontrollierte Ultrafiltration, Monitoring des Dialyseablaufes für Leitfähigkeit, Temperatur und Druck sowie elektronische Kontrolle des Patientengewichtes haben die Möglichkeiten der Dauer-Nierenersatztherapie so verbessert, daß dem Dialysepatienten nur noch etwa 10 % seiner Zeit für die Behandlung (3mal 4 bis 5 Stunden pro Woche) abverlangt wird.

Entsprechend hoch ist der erreichte Grad der medizinischen, sozialen und beruflichen Rehabilitation. Dennoch bleiben für die betroffenen Patienten viele schwer zu lösende medizinische Probleme, so der notwendige Gefäßzugang, der Hypertonus; bei anderen Patienten der unbeherrschbare Hypotonus, die Überwindung des katabolen Stoffwechsels, Beschwerden von Seiten des Stütz- und Bewegungsapparates, u. a. m. Dazu kommt in manchen Fällen eine gravierende psychopathologische Komponente, die nicht nur den betreuenden Ärzten und Psychologen, sondern insbesondere auch den Dialyseschwestern mehr abverlangt, als nur die Technik der Dialyse zu betreiben. Die seit 1973 mögliche Qualifizierung der Schwestern zur Fachschwester für Dialyse und Nierentransplantation gibt hierfür das nötige Rüstzeug.

Hinsichtlich der Auslastung der Grundmittel (Dialysen pro Platz und Jahr) hat es im Bucher Zentrum in den letzten Jahren eine sprunghafte Entwicklung gegeben, der man für andere Zentren eine Signalwirkung zuschreiben darf: 1981 führten 12 Schwestern an 12 Dialyseplätzen 5115 Dialysen durch. 1987 erreichten 17 Schwestern an 13 Plätzen 10280 Dialysen. Somit stieg die Auslastung von 426 auf 791 Dialysen pro Platz und Jahr.

Diese Entwicklung wurde unter dem Druck der steigenden Zahl von Patienten mit terminaler Niereninsuffizienz notwendig und durch die schrittweise Einführung eines 3-Schicht-Patienten-Betriebes an 6 Werktagen ermöglicht. So ergibt sich auch, daß Berlin-Buch mit einem Anteil von etwa 25 % an den in der Hauptstadt verfügbaren Dialyseplätzen mehr als ein Drittel der Behandlungen vornahm. Überlegungen zur Schaffung weiterer Dialysekapazität wurden systematisch seit 1985 angestellt. Dazu konnten eigene Erfahrungen mit der zusätzlichen Einrichtung von Dialyseplätzen sowie anschauliche Beispiele in großen Zentren des Auslandes genutzt werden. Der Gedanke einer stationsintegrierten

„limited care"-Einheit mit 4 Plätzen, die insbesondere stabilen und kooperationsfreudigen Patienten angeboten werden sollen, fand zentral erfreuliche Unterstützung, ebenso wie deren rasche bautechnische Realisierung. Der Probebetrieb läuft seit Oktober 1987, bei dem sich Patienten und Mitarbeiter mit der auch optisch ansprechend installierten Anlage vertraut machen.

Mit diesem Leistungsangebot von 17 chronischen Hämodialyseplätzen markiert die I. Medizinische Klinik im Rahmen ihres Kataloges von diagnostischen und therapeutischen Leistungen den Beginn des 2. Vierteljahrhunderts für das Klinikum Berlin-Buch. Andere Entwicklungsschwerpunkte der Klinik lassen sich wie folgt zusammenfassen:

- Weitere Profilierung der subspezialisierten Nephrologie und Hepatologie, einer weiteren in der Klinik vertretenen Spezialdisziplin, unter Wahrung der internistischen Grundbetreuungsaufgaben der Klinik.
- Intensivierung des wissenschaftlichen Lebens der Klinik.
- Schrittweise Erhöhung des Betreuungsniveaus durch Integration moderner Substrukturen (nephrologische Intensivüberwachung, Röntgenkontrolle für differenzierte Kathetertechniken).
- Qualifizierung von wissenschaftlichen und Verwaltungsprozessen durch Computereinsatz.

Institut für Infektionskrankheiten und Tropenmedizin

H.-G. Kupferschmidt

Das Institut für Infektionskrankheiten und Tropenmedizin ist durch Subspezialisierung aus der II. Medizinischen Klinik hervorgegangen. Es wird heute geleitet von einem Direktor (MR Dr. med. Dr. phil. H.-G. Kupferschmidt, DTMH) und gliedert sich in 3 Chefarztabteilungen.

Die **Klinische Abteilung** umfaßt 4 Stationen mit 108 Betten. Auf den Isolierstationen A/B werden u. a. Shigellosen, Salmonellosen, Meningitiden, Enzephalitiden, exanthematische Infektionskrankheiten behandelt, auf der Station C Hepatitiden und Leptospirosen, auf der Station D Tropenkrankheiten (Malaria, Schistosomosen, Amöbose, Helminthosen) sowie Toxoplasmose-Primoinfektionen in der Schwangerschaft.

Die **Fachambulanz** des Instituts hat folgende Aufgaben zu erfüllen: Untersuchungs- und Impfstelle für Auslandsreisende, Zentrale Impfstelle des Magistrats, Tollwutberatung, Hepatitis-, Toxoplasmose- und Meningitis-Dispensaire, allgemeine Sprechstunde für Infektionskrankheiten.

In der **Abteilung Laboratoriumsdiagnostik und Epidemiologie** erfolgt die immunologisch-serologische Diagnostik von Hepatitis und Tropenkrankheiten sowie die mikrobiologisch-parasitologische bed side-Diagnostik von Protozoonosen und Helminthosen. Ferner wurde hier das einzige tropenmedizinische Lehrlabor (Dia-, Folien-, Präparatesammlung) der DDR aufgebaut.

In der **Technischen Abteilung** werden Elektrokardiogramme, Elektroenzephalogramme, Biopsien und Physiotherapie durchgeführt.

Eine subspezialisierte **Bibliothek** sammelt vor allem ausländische Fachliteratur (insbesondere WHO-Veröffentlichungen).

Neben der ambulanten und stationären Diagnostik, Therapie und Prophylaxe einheimischer und tropischer Infektionskrankheiten hat das Institut umfangreiche Ausbildungsaufgaben zu erfüllen. Am Institut werden Facharztkandidaten und Subspezialisten aus der DDR und Entwicklungsländern ausgebildet. Jährlich werden 2 Gruppenhospitationen über Infektionskrankheiten und Tropenmedizin sowie Hospitationen für Allgemeinmediziner und Internisten durchgeführt. Ferner laufen im Auftrag der Akademie für Ärztliche Fortbildung jährlich Lehrgänge über Tropenmedizin. Im Auftrag des Ministeriums für Gesundheitswesen leitet das Institut die Tätigkeit der über 50 Untersuchungs- und Impfstellen für Auslandsreisende in der DDR an. Es berät das Ministerium in Fachfragen.

Auf wissenschaftlichem Gebiet beschäftigt sich das Institut mit der Medikamenten-Resistenz der Malaria, epidemiologischen Untersuchungen zum Immun-Status der DDR-Bevölkerung, Testung neuer Präparate und epidemiologischem Monitoring importierter Infektions- und Tropenkrankheiten.

Eine enge Kooperation – auch im Rahmen des RGW – verbindet das Institut mit den Tropeninstituten in der Sowjetunion, ČSSR, Kuba, der Volksrepublik Polen und anderen Ländern.

III. Medizinische Klinik

K. Ruhnau

Die III. Medizinische Klinik ist eine im Hufeland-Krankenhaus gelegene Einrichtung mit langjährigen Traditionen. Sie erbringt umfangreiche Versorgungsleistungen in der Grundbetreuung und nimmt subspezialisierte Aufgaben in den Fachgebieten Hämatologie/Hämostaseologie und Diabetologie/Stoffwechselkrankheiten wahr.
1976 wurde die Spezialabteilung Hämatologie mit eigener Station und Fachambulanz eingerichtet. Hämatologisch Kranke finden hier eine komplexe und langfristige Betreuung.
Seit 1978 besteht eine feste Kooperation mit der Medizinischen Klinik der Karl-Marx-Universität Leipzig im Rahmen des Forschungsprojektes „Human-Knochenmark-Transplantation".
Seit 1980 ist diese Spezialabteilung ein „Hämatologisches Zentrum", dessen Aufgaben in den Richtlinien des Ministeriums für Gesundheitswesen festgelegt sind.
Die interdisziplinäre Vielfalt im Klinikum mit zahlreichen diagnostischen Einrichtungen hat dazu beigetragen, ein hohes Maß an diagnostischer Sicherheit, besonders bei onkologischen Patienten zu gewährleisten, so daß gezielt umfassende Therapien einschließlich supportiver Maßnahmen, wie keimarme Pflege, zum Einsatz kommen können.
Mit der Übernahme der Diabetesbetreuung im Jahre 1983 hat die Klinik tiefgreifende Veränderungen erfahren. In wenigen Jahren entstand eine leistungsfähige „Klinische Abteilung für Diabetes und Stoffwechselkrankheiten", insbesondere für akute und Notfallsituationen auf dem Gebiet des diabetischen Stoffwechsel- und Gefäßsyndroms. In diesem Zusammenhang wurde 1983 eine Intensivbetreuungseinheit aufgebaut. Enge Kooperationsbeziehungen bestehen zu der Zentralstelle für Diabetes und Stoffwechselkrankheiten Berlin und dem Zentralinstitut für Diabetes Karlsburg.
Die der Klinik angeschlossenen Fachambulanzen betreuen Patienten mit hämatologischen Systemerkrankungen und Hämostasestörungen. Jährlich werden mit ca. 7000 Konsultationen Patienten speziell betreut.
Die zu der Realisierung der hohen fachlichen Qualifikation der Mitarbeiter erforderlichen Prozesse konnten mit Hilfe von Forschungsaufgaben erreicht werden. So wurde die Anämie-Diagnostik verbessert und im Ergebnis der Hämochromatose-Forschung war der Aufbau eines einsatzfähigen Dispensaire ein notwendiger Schritt.
Zusätzlich wurde die besondere Diagnostik und Behandlung der Beta-Thalassämien für die DDR eingeführt. Die Ergebnisse der praktischen und wissenschaftlichen Arbeit fanden ihren Niederschlag in zahlreichen Vorträgen und Publikationen im In- und Ausland.
Die Klinik erfüllt seit vielen Jahren Aufgaben in der Ausbildung des Fachschwestern- und Schwesternnachwuchses, ebenso bestehen enge Traditionen in der Studentenausbildung der Humboldt-Universität (Charité).
Mitarbeiter der Klinik arbeiten aktiv in zahlreichen zentralen Gremien von Medizinischen Fachgesellschaften und staatlichen Leitungsorganen mit.
Die FDJ-Gruppe der Klinik leistet eine wirksame Arbeit mit vielfältigen fachlichen und gesellschaftlichen Aktivitäten. Ein Jugendforscherkollektiv ermittelt Verträglichkeit, medizinischen und ökonomischen Nutzen von gefrierkonservierten Erythrozytenkonzentraten.
Das Jugendkollektiv der Klinik ist eines der Schrittmacherkollektive des Klinikums mit sehr guten Ergebnissen in der fachlichen Arbeit und hervorragenden Leistungen in der MMM- und Neuererarbeit.

IV. Medizinische Klinik

Entwicklung der Gastroenterologie/Hepatologie

W. Stein

Ende der 50er und Anfang der 60er Jahre begann in der Inneren Medizin eine Entwicklung, die letztlich zur Herausbildung der immer umfangreicher werdenden Spezialgebiete geführt hat, deren Integration sich heute gelegentlich als Problem darstellt. Dabei war diese Entwicklung der einzelnen Gebiete zeitlich und im Entwicklungstempo durchaus sehr unterschiedlich, abhängig vom gesellschaftlichen Bedürfnis, aber auch vom Entwicklungsstand der wissenschaftlichen Erkenntnisse und nicht zuletzt der Medizintechnik.

Einen großen Aufschwung nahm Ende der 50er Jahre die Hepatologie als Folge der stark angewachsenen Ausbreitung der Virushepatitis und ihrer Folgekrankheiten. Die erste Hepatitisstation im Bereich des heutigen Klinikums wurde in der I. Medizinischen Klinik unter Prof. Dr. Baumann eingerichtet. Dort wurde seit 1951 auch die Methode der Laparoskopie und der gezielten Leberpunktion angewandt, die hier in Berlin bereits während der Kriegsjahre von Prof. Dr. Kalk im Krankenhaus Friedrichshain eingeführt worden war. Es wurden damals 200 bis 250 Laparoskopien jährlich durchgeführt, eine Zahl, die heute Dank der modernen bildgebenden Verfahren bei weitem nicht mehr erreicht wird. Eine im Jahre 1957 veröffentlichte Arbeit über die mit dieser Arbeitsmethode gewonnenen Ergebnisse führte zu einem Kontakt mit Menghini, dem Erfinder der nach ihm benannten Punktionstechnik und in den folgenden Jahren zur Einführung seiner Methode in unsere klinische Praxis.

Inzwischen war durch die Entwicklung der Enzymdiagnostik ein entscheidender Fortschritt in der breitenwirksamen Erkennung von Frühstadien der Lebererkrankungen, insbesondere der Virushepatitis, erreicht worden und es gelang, die Virushepatitis mit epidemiologischen Maßnahmen entscheidend zurückzudrängen, noch bevor die Frage der Hepatitiserreger geklärt war.

Diese Problematik ist auch heute noch im Fluß und von großer Bedeutung. Die jetzt entwickelte Schutzimpfung gegen die Hepatitis B wird es ermöglichen, diese Krankheit einzudämmen, wenngleich gegenwärtig noch der hohe Preis dieses Präparates einen breiten Einsatz verhindert.

In den nächsten Jahren sind von der Erkenntnis und Beeinflussung immunologischer Prozesse weitere Fortschritte auf dem Gebiet der chronischen Hepatitis bis hin zur Lebertransplantation zu erwarten.

Wachsende Bedeutung gewinnt die alkoholische Leberschädigung und auch die mögliche Schädigung der Leber durch Medikamente.

In den 50er Jahren wurden auch in der IV. Medizinischen Klinik unter Chefarzt Dr. Paschke die genannten hepatologischen Arbeitsmethoden eingeführt. Man befaßte sich hier mit einer breiteren gastroenterologischen Diagnostik. Es wurde die Magensondierung nach Lambling forciert eingeführt und darüber publiziert. Hinzu kam die Anwendung der blinden Magenschleimhautbiopsie mit der histologischen Untersuchung der Magenschleimhaut und auch die Anwendung der Gastroskopie mit dem starren Gerät nach Korb. Wesentlich war die Einführung der Pankreassekretionsanalyse mit gezielter Stimulierung des Pankreas als einzige verläßliche Funktionsprobe. Fortschritte in der Diagnostik brachte dann die nuklearmedizinische Leberszintigraphie, da sie neben der invasiven Angiographie das erste patientenschonende bildgebende Verfahren war und gleichzeitig Funktionsabläufe in der Leber erfassen konnte. 1973 wurde in der IV. Medizinischen Klinik mit der Gastroskopie mit einem Fiberendoskop begonnen. Zunächst war nur ein geliehenes Gerät aus der Robert-Rössle-Klinik vorhanden, ein Gastroskop von Hirschowitz, Veteran der heutigen Fiberendoskope.

Das Gerät war zwar flexibel, aber nicht steuerbar und somit diagnostisch nicht befriedigend. Erst ab 1974 konnte mit einem flexiblen und steuerbaren Gastroskop die reguläre Gastroskopie mit der gezielten Magenbiopsie begonnen werden.

Damit wurden auch die Notfallgastroskopien für das ganze Klinikum sowie für die Krankenhäuser Pankow und Bernau, die Fremdkörperentfernung, die Polypektomie mit Diathermieschlinge und die Oesophagusvarizensklerosierung eingeführt. 1977 kam die ERCP (endoskopische retrograde Cholangio-Pancreaticographie) in Zusammenarbeit mit dem II. Röntgeninstitut dazu.
Als dann eine Chiba-Nadel zur Verfügung stand, war auch die PTC (perkutane transhepatische Cholangiographie) mit ihren speziellen Indikationen möglich. Die Methode wurde unabhängig von uns auch im I. Röntgeninstitut eingeführt.
Ab 1981 konnte mit Sigmoideoskopien begonnen werden, heute steht ein Koloskop zur Verfügung, das auch zur Polypektomie geeignet ist.
Die endoskopische Papillotomie zur Entfernung von Choledochussteinen und zur Anlage einer inneren Choledochusdrainage bei Gallenwegsverschlüssen begann im Jahre 1987.
Es war verständlich, daß durch die zahlreichen Patienten in Buch und wegen der Dislokation der einzelnen medizinischen Bereiche des Klinikums mehrere Kliniken die Notwendigkeit sahen, mit einem Endoskop zu arbeiten. Andererseits war zu beobachten, daß nur ständiges Training der mit den Geräten arbeitenden Kollegen und hohe Untersuchungszahlen ausreichend sichere Ergebnisse und geringe Komplikationsraten garantierten. Es wurde deshalb im Jahre 1981 eine Arbeitsgemeinschaft „Gastroenterologische Endoskopie“ gegründet, in der die internen Kliniken, die Kinderkliniken, die Chirurgischen Kliniken und die Gynäkologische Klinik vertreten sind. Der damals beschrittene Weg hat sich bewährt. Neben dem endoskopischen Zentrum des Klinikums mit der Konzentration der spezialisierten Arbeitsmethoden in der IV. Medizinischen Klinik wurde eine Basisdiagnostik mit der Gastroskopie in der I. Medizinischen Klinik eingerichtet und für die I. Geriatrische Klinik die Mitarbeit in der IV. Medizinischen Klinik organisiert. Das Institut für Infektionskrankheiten im Kindesalter und die III. Kinderklinik führen die Gastroskopie und die Koloskopie in eigener Regie durch und kooperieren dabei auch mit der „Robert-Rössle-Klinik“ der Akademie der Wissenschaften der DDR.
Laparoskopien erfolgen in der I. Medizinischen Klinik, der IV. Medizinischen Klinik, der Klinik für Herz-, Gefäß- und Lungenkrankheiten und in zunehmendem Maße in der Gynäkologischen Klinik. Hier haben sie in jüngster Zeit zu einem wesentlichen diagnostischen und therapeutischen Fortschritt geführt.
Gegenwärtig werden etwa 1500 Patienten in der IV. Medizinischen Klinik und etwa 600 Patienten in der I. Medizinischen Klinik gastroskopiert. Die ERCP hat sich auch nach Einführung der Ultraschalldiagnostik und der Computertomographie, die z. Z. durch von den Kliniken unabhängige Struktureinheiten erfolgen, als unverzichtbar erwiesen und wird bedarfsgerecht mit etwa 200 Untersuchungen pro Jahr durchgeführt.
Insgesamt ist es in der Gastroenterologie einschließlich der Hepatologie durch die Entwicklung der endoskopischen Arbeitsmethoden zu einer erheblichen Verbesserung der diagnostischen Sicherheit gekommen. Darüber hinaus bieten diese Methoden in zunehmendem Maße die Möglichkeit therapeutischer Eingriffe, die den Patienten wenig belasten. Für die Zukunft sind weitere technische Fortschritte zu erwarten, so z. B. eine der Stoßwellenlithotrypsie der Harnsteine entsprechende Methode zur Gallensteinentfernung, die Nutzung der Laserenergie für die gezielte Steinzertrümmerung und für die palliative Überwindung von Tumorstenosen in den Verdauungswegen. Auch die Erforschung der Entstehungsbedingungen der Gallensteine bedarf der weiteren wissenschaftlichen Bearbeitung. Mit der Zurückdrängung des Alkoholmißbrauchs wäre eine große Gruppe von Leber- und Pankreaserkrankungen zu vermeiden. Für andere chronische Krankheitsbilder, wie die Colitis ulcerosa, die Crohn'sche Erkrankung und bestimmte Formen der chronischen Hepatitis und Pankreatitis sind durch Erkennung und Beeinflussung der immunologischen Vorgänge therapeutische Fortschritte zu erwarten.

Klinik für Physiotherapie

H.-D. Steglich

Innerhalb der Vielzahl therapeutischer Kategorien der modernen Medizin, die im Klinikum vertreten sind, werden besonders in den Arbeitsbereichen, die der Rehabilitation und Prophylaxe dienen, Verfahren der Physiotherapie eingesetzt.
Eine eigenständige Klinik dieses Fachgebietes besteht im Bereich der Bucher Kliniken bereits seit 1950. Zur Bewältigung der damals vordringlichen medizinischen Versorgungsaufgaben wurden die Häuser 110 und 119 zu einer 200-Betten umfassenden Klinik für physikalische und diätetische Therapie eingerichtet. Die Leitung hatte in Personalunion mit dem Lehrstuhl an der Charité Professor Paul Vogler.
1964 kam zur Klinik eine Fachambulanz für Physiotherapie hinzu, unter anderem mit der Aufgabe einer speziellen Dispensairebetreuung von Stoffwechselpatienten. Die Ausstattung der Klinik vollzog sich zunehmend in den Jahren seit 1965. Es wurden ein Solarium und Inhalatorium eingerichtet. Dem folgte ab 1968 die Entwicklung der für die physiotherapeutischen Verfahren notwendigen Funktionsdiagnostik.
1972 wurde ein biochemisches Labor in Betrieb genommen. Seit 1979 wurde eine auf dem Gebiet der Humanernährung bisher einzigartige Untersuchungsanlage für Langzeitbeobachtungen des Energiestoffwechsels entwickelt, die inzwischen auch über eine vollautomatische Steuerung und Datenerfassung verfügt. Mit Hilfe dieser Ausrüstung sind aus der Klinik Forschungsarbeiten hervorgegangen, die zu international anerkannten Ergebnissen bei der Bewertung individueller Unterschiede in der Effizienz der Nahrungsenergieverwertung geführt haben. Auf dieser Grundlage erfolgt in den nächsten Jahren die systematische Prüfung differenzierter ernährungstherapeutischer Strategien bei Stoffwechselkranken.

Aus umfangreichen klinischen und experimentellen Untersuchungen wurden im Laufe der Jahre fundamentale Beiträge zur praktischen Nutzung physikalischer und diätetischer Verfahren, für Trainingsprogramme, zur Planung und Organisation physiotherapeutischer Einrichtungen erarbeitet. Besonders unter der Autorenschaft von Professor Herbert Krauß, Leiter der Klinik von 1953 bis 1979, sind Lehr- und Fachbücher erschienen zur Hydrotherapie, über die Sauna, über Kostformen für Kranke und Erholungsuchende, zur Methodik der Atemtherapie und über spezielle Massageverfahren. Vielfältige Aktivitäten der Mitarbeiter der Klinik gelten der Gesundheitserziehung der Patienten und weit darüber hinaus der Breitenwirksamkeit in den verschiedenen öffentlichen Medien.
Rund 60 Dissertationen und Diplomarbeiten gingen in den vergangenen 25 Jahren aus der Klinik hervor. Es wurden insgesamt 184 Fachärzte für Physiotherapie ausgebildet. Zusätzlich zu den Programmen der Ärztlichen Fortbildung werden für die praktische Qualifizierung von Ärzten und Physiotherapeuten pro Jahr durchschnittlich 7 bis 8 Weiterbildungslehrgänge durchgeführt. In der Klinik entwickelte und in den Ausbildungsstandards der DDR festgelegte Methoden befundgerechter Massagen wurden in das sowjetische Gesundheitswesen übernommen und werden jetzt auf der Grundlage des DDR-Lehrbuchs in allen Teilen der Sowjetunion unterrichtet.
Mit Ärztelehrgängen in Phjöngjang und Ulan-Bator wurden die untersuchungsmäßigen und methodischen Grundlagen der Manuellen Therapie in das Gesundheitswesen dieser Freundesländer übertragen.
Das Krankengut der Klinik steht in einem direkten Verhältnis zu den Anforderungen, die der Fachbereich „Innere Medizin" zu erfüllen hat. Die Klinik ist dabei besonders auf die Weiterentwicklung nichtmedikamentöser Behandlungsverfahren epidemiologisch wichtiger innerer Erkrankungen mit chronischen Verläufen orientiert (chronische Erkrankungen des Verdauungssystems, von Herz- und Kreislauf, der Atemwege und im Rahmen des metabolischen Syndroms). Einen bestimmten Umfang nehmen auch Vor- und Nachsorge-

leistungen für die operierenden Fachgebiete (insbesondere Neurochirurgie und Orthopädie) ein.
Aus den physiotherapeutischen Versorgungsbereichen der Hauptstadt werden vorzugsweise Patienten mit chronischen Schmerzprozessen in die klinische Behandlung übernommen. In den letzten Jahren richtete sich dafür die therapeutische Profilierung vor allem auf die Entwicklung von Strategien der nichtmedikamentösen Schmerztherapie insbesondere mit Mitteln der Manuellen Therapie, der Elektrotherapie und neuerdings der Akupunktur. Dazu gehören auch neue kinesitherapeutische Verfahren zur Kompensation von Schmerzzuständen aus dem epidemiologisch so umfangreichen Kontingent der funktionellen Pathologie des Bewegungsapparates. Jährlich werden so 800 bis 900 Patienten mit chronischen Krankheitsverläufen mit Hilfe der speziellen Mittel der Physiotherapie wiederhergestellt.
Das gesundheitsstrategische Potential der Physiotherapie in die Prävention und Rehabilitation volksgesundheitlich wichtiger Krankheitsgruppen einzusetzen, entspricht dem internationalen Trend. Ihren gesellschaftlichen Auftrag zur Gestaltung des sozialistischen Gesundheitsschutzes sehen die Mitarbeiter der Klinik in der Aufgabe, Modelle für den vorbeugenden Gesundheitsschutz zu entwickeln und mit lebensnahen Methoden die Erziehung zu gesunder Lebensweise und körperlicher Leistungsfähigkeit zu vermitteln.

Rheumatologisch-kardiologische Klinik

H. Ebert

1951 wurde durch die Initiative des damaligen Ärztlichen Direktors des Ludwig-Hoffmann-Krankenhauses, Dr. Dr. Georges, mit der Einrichtung einer Rheumaabteilung mit 50 Betten, einer Rheumapoliklinik und einer Abteilung für physikalische Therapie ein Umprofilierungsprozeß eingeleitet. 1960 bis 1961 wurde der klinische Bereich rekonstruiert. Als Rheumaklinik verfügte die nun von Dr. Gaudlitz geleitete Einrichtung über 90 akute Betten.
1964 schied Dr. Gaudlitz aus und Dr. Ebert wurde zum Chefarzt der Rheumaklinik berufen. Es wurde ihr eine kardiologische Abteilung zur Rehabilitation von Herzoperierten angeschlossen und die Klinik entsprechend ihrem neuen Profil in Rheumatologisch-kardiologische Klinik umbenannt.
1965 wurde unter der Leitung von Herrn Dr. Ebert in enger Beziehung zur Klinik eine Bezirksstelle für Rheumatologie und Kardiologie eingerichtet und in Berlin ein Dispensaire-System für diese Erkrankungen aufgebaut. Die dafür benötigten spezialisierten ärztlichen Kader konnten vorwiegend in der Rheumaklinik ausgebildet werden. In den nachfolgenden Jahren wurden zielstrebig und konsequent folgende Schwerpunktaufgaben gelöst:

1. Qualifizierung der Diagnostik und Therapie bei rheumatischen Erkrankungen. Dabei standen die entzündlichen Formen des Rheumatismus, d. h. rheumatisches Fieber, die chronische Polyarthritis (Rheumatoidarthritis), Spondylitis ankylosans (M. Bechterew) und die Kollagenosen im engeren Sinne (Lupus erythematodes visceralis, systemische Sklerodermie, Polymyositis u. ä.) im Vordergrund. Gemäß der Gesamtkonzeption beschränkten sich die kardiologischen Aktivitäten auf entzündliche Veränderungen und ihre Folgezustände, die Herzklappenfehler.
2. Entwicklung eines Rehabilitationsprogramms für Herzoperierte.
3. Profilierung der Fachambulanz für Kardiologie und Rheumatologie.
4. Anpassung der Abteilung für physikalische Therapie an die Entwicklungstendenzen des MB III.
5. Kapazitive Erweiterung der EKG-Abteilung, die für längere Zeit als zentrale EKG-Ableitungsstelle des Klinikums Berlin-Buch fungierte und auch die EKG-Auswertung übernahm.

Bis 1975 konnte zur Lösung dieser Aufgaben der Stellenplan auf 98 Mitarbeiter aufgestockt werden. 1975 wurde ein Umprofilierungsprozeß der Klinik und der ihr angeschlossenen Abteilungen begonnen. Die Rehabilitation von Herzoperierten wurde eingestellt. Dadurch konnte die Zahl der für Rheumakranke zur Verfügung stehenden Betten erhöht werden. Im gleichen Jahr kam es auf Bezirks- und Stadtbezirksebene zu einer Trennung der bisher rheumatologisch *und* kardiologisch orientierten Dispensaires, weil durch die wissenschaftliche Entwicklung beide Fachgebiete nicht mehr gleichzeitig zu bewältigen waren.
Im Laufe der nächsten Jahre ging in der Rheumaklinik Buch der Anteil an Herzkranken weiter zurück, dafür wurde aber Patienten mit einer Arthritis urica (Gicht) vermehrte Aufmerksamkeit geschenkt.
Um die gestiegenen Anforderungen an Diagnostik und Therapie erfüllen zu können, wurden mit anderen Einrichtungen innerhalb und außerhalb des Klinikums Kooperationsbeziehungen hergestellt.
Zur Zeit verfügt die Rheumatologisch-kardiologische Klinik über 4 Stationen mit insgesamt 122 Betten, darunter 20 Betten als sogenannte „Tagesstation". Angeschlossen ist der Klinik eine EKG-Abteilung, die im Rahmen eines Dezentralisierungsprozesses im Klinikum wesentlich verkleinert wurde sowie eine Abteilung für physikalische Therapie. Unter Nutzung der Sauna und der Schwimmhalle im MB IV stehen unseren Patienten fast sämtliche Elemente der Bewegungs-, Hydro-, Thermo- und Elektrotherapie unter Einschluß der Unterwasserbehandlung zur Verfügung.
Ferner gehören zur Klinik eine Rheuma-

fachambulanz mit 4 ärztlichen Arbeitsplätzen sowie die Bezirksstelle für Rheumatologie. Stationäre Aufnahme finden nach wie vor überwiegend Kranke mit einer entzündlichen Form des Rheumatismus, die Einweisung erfolgt im allgemeinen über die Stadtbezirksstellen.
Die Klinik verfügt über kein eigenes Laboratorium. Für die meisten immunologischen Untersuchungen sowie für die HLA-Typisierung werden Einrichtungen außerhalb des Klinikums genutzt. Dagegen werden viele wichtige Untersuchungsmethoden (Röntgen, Nuklearmedizin, Sonografie) durch Kliniken und Institute des Klinikums Berlin-Buch angeboten, dabei hat sich seit Jahren eine sehr gute Zusammenarbeit herausgebildet.
Bei der medikamentösen Therapie können alle wesentlichen Antirheumatika zum Einsatz gebracht werden, auch intraartikuläre Injektionen werden in großer Zahl durchgeführt. Rheumachirurgische Eingriffe werden sowohl in der Orthopädischen Klinik als auch in der Orthopädischen Klinik Birkenwerder vorgenommen.
Die weitere Entwicklung der Rheumaklinik wird den gezielten Aufbau einer immunologischen Diagnostik und die Belebung einer an den Erfordernissen orientierten Forschungsarbeit beinhalten müssen.

Geriatrisches Zentrum

J. Schulz und Ch. Zippel

Die älteste geriatrische Einrichtung in Berlin-Buch war das von seinem Architekten poetisch „Alte-Leute-Heim“ genannte Hospital, der heutige Medizinische Bereich III „Ludwig Hoffmann“.
Die Umwandlung vom Hospital zum „Alters-Krankenhaus“ wurde nach dem zweiten Weltkrieg zuerst unter dem Ärztlichen Direktor Dr. Dr. Bernhard Georges (1890–1973) eingeleitet und nach 1956 von seinem Nachfolger OMR Dr. Helmut Siggelkow systematisch ausgebaut. Als Grundlage für dieses Krankenhaus wurden von ihm folgende Gesichtspunkte herausgestellt:

1. Verbesserung der klinischen Versorgung durch den Ausbau diagnostischer und therapeutischer Möglichkeiten in Angleichung an die internen, neurologischen und chirurgischen Kliniken anderer Versorgungskrankenhäuser
2. Qualifizierung der alten, Gewinnung neuer Mitarbeiter auf allen Ebenen
3. Aufhellung des Milieus auf den Krankenstationen durch Bettenauflockerung, Einrichtung von Patienten-Tagesräumen, farbliche Neugestaltung, Renovierung und Rekonstruktion der Bettenhäuser, Installierung von fließendem kalten und warmen Wasser
4. Aufbau einer geriatrischen Rehabilitation
5. Verstärkung und qualitative Verbesserung der kulturellen Betreuung
6. Ausbau fürsorglicher Arbeit als integrierter Bestandteil geriatrischer Tätigkeit.

Im Mittelpunkt dieser Bemühungen stand die offiziell am 1. April 1957 gegründete I. intern-geriatrische Klinik mit einem Bestand von 100 akut-internen Versorgungsbetten und 220 sogenannten chronischen Betten. Durch kontinuierlichen Zuwachs von Ärzten und Schwestern konnte bald eine leistungsfähige Klinik entwickelt werden. Durch die Abtrennung von „spezialisierten Patienten“ (Neurologie) aus der Geriatrie erfolgte dann die Profilierung der fachspezifischen Kliniken des heutigen MB III. Die 1958 bereits eingerichtete Rehabilitations-Werkstatt auf einer Krankenstation mußte bald erweitert werden und bedurfte einer fachlich versierten Anleitung. Sie wurde der II. Geriatrischen Klinik unterstellt, die sich bereits seit dieser Zeit speziell mit rehabilitativen Problemen in der Geriatrie beschäftigte. Die Erschließung der Geriatrie als klinisches Arbeitsgebiet brachte die Einführung von unmittelbar auf die Praxis ausgerichteten wissenschaftlichen Untersuchungen mit sich, was sich in vielen internationalen und nationalen Beiträgen durch die Mitarbeiter der Geriatrischen Kliniken zeigte.
Als weitere Entwicklung konnte 1977 das Geriatrische Zentrum gegründet werden, das für alle geriatrischen Bereiche in der Hauptstadt praxiswirksam werden sollte im Sinne der Koordinierung, Anleitung, Beratung, Erfahrungsvermittlung, Ausbildung und Kooperation.
In den späteren Jahren erfolgte eine weitere Profilierung der beiden Geriatrischen Kliniken zu modernen klinischen Einrichtungen, wobei der inhaltliche Charakter der I. Geriatrischen Klinik mehr einer Klinik für Innere Medizin und Geriatrie, der der II. Geriatrie einer Klinik für Rehabilitation und Geriatrie entspricht. Durch eine gezielte Weiterentwicklung der Kliniken nach aktuellen internationalen Gesichtspunkten wurden leistungsfähige Abteilungen geschaffen. So existieren heute in der I. Geriatrischen Klinik vier Bettenstationen für 176 Patienten, eine integrierte Intensivpflegeeinheit mit 12 Betten, eine tagesklinische Station mit 32 Betten sowie eine Geriatrische Fachambulanz. Außerdem sind eigenständige EKG- und funktionsdiagnostische, gerontopsychologische, logopädische sowie biophysikalische Arbeitsbereiche aufgebaut worden, die mit modernen Methoden die medizinische Betreuung absichern helfen.
In der II. Geriatrischen Klinik werden 176 Patienten betreut, wobei speziell die Aufgabe der Apoplexie-Rehabilitation mit

komplexen Behandlungsstrategien im Vordergrund stehen.
Von der Klinik sind viele Impulse zugunsten der Rehabilitationsarbeit bei dieser Patientengruppe ausgegangen. Der Rehabilitation steht ein leistungsfähiger ergotherapeutischer und physiotherapeutischer Arbeitsbereich zur Verfügung.
Des weiteren gibt es noch zwei interne Stationen, eine Abteilung für physisch und psychisch schwerstgeschädigte Jugendliche und die international bekannte Solidaritätsstation „Jakob Morenga", die inzwischen Patienten aus mehr als 25 Ländern – vorwiegend von Befreiungsbewegungen – betreut hat.
Die II. Geriatrische Klinik hat auch die internistische Vorbereitung von Patienten übernommen, die nach einer Beinamputation eines gezielten Prothesen- bzw. Gehschultrainings im Rehabilitationszentrum bedürfen.
Im diagnostischen Bereich werden jährlich mehrere tausend Untersuchungen durchgeführt, insbesondere EKG-Diagnostik, Ergometrie, Speicher-EKG, passiver Orthostase-Test-, Lungenfunktionsprüfung, Oszillographie und Mechanokardiographie. Außerdem werden psychologische Testverfahren und logopädische Untersuchungen angewandt, deren Ergebnisse therapeutische Konsequenzen verlangen.
In zunehmendem Maße werden funktions- und leistungsorientierte Diagnostikmethoden herangezogen, die den Betreuungs- und Pflegebedarf älterer Patienten einzuschätzen erlauben.
Im therapeutischen Bereich kommen moderne, den Krankheitsbildern angepaßte Behandlungsverfahren zur Anwendung, wobei speziell auch krankenpflegerischen Aspekten Rechnung getragen wird.
In den letzten Jahren arbeiteten die Mitarbeiter des Geriatrischen Zentrums verstärkt an wissenschaftlichen Fragestellungen im Rahmen des Forschungsprojektes Gerontologie der DDR und der Gesellschaft für Krankenpflege der DDR. Mehrere hundert wissenschaftliche Veröffentlichungen und Vorträge im In- und Ausland sowie über 20 abgeschlossene Promotion A- und B-Arbeiten konnten bisher ausgewiesen werden. Auch zunehmende internationale Kontakte mit Wissenschaftlern aus sozialistischen und anderen Ländern konnten die Effizienz der gerontologischen Forschung fördern.
Schließlich muß noch die Tätigkeit in der Aus- und Weiterbildung von Hoch- und Fachschulkadern erwähnt werden, die durch die Mitarbeiter des Geriatrischen Zentrums abgesichert werden.
Neben der wichtigen Aufgabe einzelner Stationen als Lehrstationen für die Fachschulstudenten erfüllen die beiden Geriatrischen Kliniken wichtige Aufgaben im Rahmen des Fortbildungszentrums der Akademie für Ärztliche Fortbildung.
Auch als Konsultationszentrum für Physiotherapeuten, Arbeitstherapeuten, Krankenschwestern und geriatrisch tätige Ärzte wird unsere Einrichtung verstärkt genutzt.
Um der Vielzahl der Anforderungen in der medizinischen Betreuung und Forschung gerecht zu werden, sind ständig neue Wege zu suchen und zu beschreiten, die nicht immer den traditionellen Vorstellungen entsprechen. So braucht es in den nächsten Jahren verstärkter Aufmerksamkeit für die Gebiete der komplexen Betrachtung von Gesundheit und Krankheit im Alter, den Interventionsmöglichkeiten in der Geriatrie, den optimierten Pflege- und Betreuungseinschätzungen und der Gewährung von ambulanten und stationären Pflegemaßnahmen. Außerdem müssen moderne Hilfsmittel im diagnostischen, therapeutischen und rehabilitativen Bereich verstärkt Eingang finden, und schließlich seien noch dringliche Veränderungen im Krankenhausmilieu (Zimmerausstattung, Zimmergröße, Pflegestandards) erwähnenswert.
Auch auf dem Gebiet der Krankenpflege im Sinne der sich ständig wandelnden Bedürfnisse der Patienten gibt es viele noch zu bewältigende Aufgaben.
Ebenso bedarf die Stellung der Geriatrie im Gesamtkomplex der Inneren Medizin bzw. der medizinischen Fachdisziplinen inhaltlich und organisatorisch neuer Überlegungen, da der interdisziplinäre Charakter der Geriatrie bislang noch zu wenig ausgeprägt ist.

Medizinischer Bereich V „Ernst-Ludwig-Heim"

G. Kauffelt

Der Medizinische Bereich V des Klinikums, das Dr.-Heim-Krankenhaus, hat sich während seines nahezu 60jährigen Bestehens stets durch seine Geschlossenheit in fachlich-medizinischer Hinsicht ausgezeichnet. Während bis Anfang der 70er Jahre die Lungenkrankheiten – und darunter vor allem die Lungentuberkulose – einen absoluten Schwerpunkt bildeten, erfolgte ab 1970 eine schrittweise Neuorientierung auf Erkrankungen des Herz-Kreislaufsystems.
Nach mehrjähriger Unterbrechung des Baugeschehens, bedingt durch den ersten Weltkrieg, wurde das Krankenhaus im September 1929 mit etwa 500 Betten als „Hospital Buch-West" eröffnet. Es war von vornherein dafür konzipiert, vorrangig pflegebedürftige und lungenkranke Patienten aufzunehmen.
Leider liegen uns heute kaum noch Dokumente über die fachliche Entwicklung und gesellschaftliche Stellung der Einrichtung bis 1945 vor. Eine Statistik aus dem Jahre 1932 weist bei 520 belegbaren Betten 497 Zugänge, 309 Entlassungen und 203 Todesfälle aus.
1934 wurde dem Hospital anläßlich des 100. Todestages von Ernst Ludwig Heim der verpflichtende Name dieses bekannten Arztes verliehen. Mit Ausbruch des zweiten Weltkrieges stieg der Bedarf an Krankenhausbetten für akute Behandlungsfälle steil an, weshalb das Hospital Buch-West den Status eines Krankenhauses erhielt.
Da es zu dieser Zeit eine effektive Chemotherapie im heutigen Sinne noch nicht gab, erlangten neben Pflege, möglichst guter Ernährung und Liegekuren vor allem Pneumothoraxbehandlung und aktive chirurgische Verfahren eine zunehmende Bedeutung.
1943 wurde eine Abteilung für Lungenchirurgie gegründet.
Die Nachkriegsjahre waren von einem rapiden Anstieg vor allem der Infektionskrankheiten, darunter auch der Lungentuberkulose, gekennzeichnet. Die Statistik weist allein für Berlin 1949 12600 Neuzugänge an Lungen-Tbk aus. Angesichts der damals noch sehr langwierigen Behandlungen spielten die stationären Einrichtungen im Bekämpfungskonzept, so auch die I. und II. Lungenklinik in Buch, eine maßgebliche Rolle. Neben den außerordentlichen, oft unter primitivsten Bedingungen erbrachten Leistungen des medizinischen Personals waren es vor allem auch Leistungen der medizinischen Wissenschaft, die den Kampf gegen die Tuberkulose zum Erfolg führten. Genannt seien vor allem die Einführung der BCG-Impfung ab 1951, die Entwicklung der Chemotherapie ab 1951 und die breite Durchführung von Reihenröntgenuntersuchungen ab 1956. Schon 1952 war die Zahl der Neuerkrankungen in Berlin auf 6270 zurückgegangen.
Eine Besonderheit des Dr.-Heim-Krankenhauses soll an dieser Stelle noch vermerkt werden: 1957 erfolgte der Aufbau einer Entbindungsabteilung für tuberkulöse Schwangere mit angeschlossener Neugeborenenstation. In den rund 10 Jahren ihres Bestehens wurden hier 1739 Kinder zur Welt gebracht.
Der Rückgang der Lungentuberkulose ließ es in zunehmendem Maße zu, im MB V auch eine Konzentration unspezifisch Lungenkranker vorzunehmen. Das entsprach den Aufgaben des damals eigenen Fachgebietes „Lungenkrankheiten und Tuberkulose" mit entsprechend selbständigen Fachärzten. So weist eine Statistik aus dem Jahre 1969 im MB V nur noch einen Anteil von 190 Tbc-Patienten an seiner Gesamtbelegung aus.
In weiter Voraussicht dieser Entwicklung hatte PAUL STEINBRÜCK das Postulat von der „Re-Integration des Fachgebietes Lungenkrankheiten und Tuberkulose in das Fachgebiet Innere Medizin" publiziert. Diese Idee konnte im MB V in den siebziger Jahren umgesetzt werden. Die Tuberkulose-Behandlung Erwachsener wurde für die Berliner Bürger in der Helmut-Ulrici-Klinik in Sommerfeld sowie im Forschungsinstitut für Lungenkrankheiten und Tuberkulose, gelegen im MB II des

Klinikums, konzentriert. Die Betreuung tuberkulosekranker Kinder übernahm die III. Kinderklinik des Bucher Klinikums.
Damit wurde der Weg frei zur durchgreifenden Umprofilierung des MB V. Begonnen wurde dieser Prozeß durch die Etablierung der *Klinik für internistische Leistungs- und Verkehrsmedizin* mit dem Ziel, unter Einbeziehung von Physiotherapie, Funktionsdiagnostik und Klinische Psychologie vorrangig im Sinne der Früherkennung und Frühbehandlung an Patienten mit Herz-Kreislauf-Symptomen präventiv wirksam zu werden. Die Klinik wurde gegründet und bisher geleitet durch *Prof. Dr. A. Hendrik* neben seiner Funktion als Ärztlicher Direktor des Klinikums Berlin-Buch. Als offizielles Gründungsdatum gilt der 11.12. 1974, nachdem bereits seit 1971 versucht wurde, den Gedanken der klinischen Leistungsmedizin in Form einzelner Abteilungen in die Tat umzusetzen. Ihre Zielstellung wurde in einer Arbeitskonzeption formuliert:

- Die Darstellung der körperlichen Leistungsfähigkeit mit geeigneten Methoden als *diagnostisches Hauptprinzip*.
- Das systematische Training zur Leistungssteigerung als *therapeutisches Hauptprinzip* in der Behandlung von Funktionsstörungen und morphologisch-manifesten Erkrankungen (vorzugsweise des Herz-Kreislaufsystems) neben den herkömmlichen therapeutischen Methoden.
- Orientiert wird auf Prävention, Früherkennung und Frühbehandlung von Herz-Kreislauf-Krankheiten bei Patienten im Leistungsalter.

Diesem Anliegen entsprechend wurden neben dem stationären Bereich mit 74 Betten Abteilungen für Funktionsdiagnostik und Physiotherapie geschaffen und ab 1978 ein Bereich für Klinische Psychologie aufgebaut. Es entstand somit eine Klinik mit völlig neuem Aufgabengebiet und gezielter Orientierung auf präventivmedizinische Anliegen.
Als Einrichtung des Medizinischen Dienstes des Verkehrswesens hat die verkehrsmedizinische Abteilung neben der Versorgung von Beschäftigten des Verkehrswesens vor allem gutachterliche und Tauglichkeitsfragen zu bearbeiten.
Im Laufe der nunmehr über 16jährigen Entwicklung der Klinik ist man der ursprünglichen Konzeption im wesentlichen treu geblieben, auch wenn sich heute die Diagnostik – und hier vor allem wieder die Frühdiagnostik – der chronischen ischämischen Herzkrankheit als ein besonderer Schwerpunkt abzeichnet. Das Leistungsvermögen dieser Einrichtung findet seinen Ausdruck in einigen Zahlen des Jahres 1986:
1349 abgeschlossene Fälle, 6000 Ruhe- und 3000 Belastungs-EKG, ca. 100000 physiotherapeutische Gruppen- und ca. 15000 Einzelbehandlungen.
Neben der klinischen Arbeit hat sich die Klinik für internistische Leistungs- und Verkehrsmedizin an der Bearbeitung verschiedener Forschungsthemen und an der Aus- und Weiterbildung von Ärzten und mittlerem medizinischem Personal beteiligt.
Die zukünftige Entwicklung wird vor allem geprägt sein durch die weitere Qualifizierung der Diagnostik von Herz-Kreislauf-Krankheiten und die Vertiefung der bereits bestehenden kooperativen Beziehungen zum Zentralinstitut für Herz-Kreislauf-Forschung (AdW) und der Charité.
Mit Abschluß des Jahres 1976 wurde der Medizinische Bereich V von der Aufgabe, tuberkulosekranke Patienten zu betreuen, offiziell entpflichtet. Auf dieser Basis konnte auch der I. Lungenklinik ein neuer Aufgabenbereich zugeordnet werden. Als *Klinik für Herz-, Gefäß- und Lungenkrankheiten* sollte sie in bestimmtem Umfang die pulmologische Tradition, insbesondere die Behandlung der kardiopulmonalen Insuffizienz, fortführen und sich darüber hinaus zu einer speziell angiologisch orientierten Klinik entwickeln. Das Vorhandensein eines Operationssaales bot dabei die einmalige Gelegenheit, internistische und chirurgische Behandlung von Gefäßleiden unter einem Dach zu vereinen.
In Nachfolge von O. Richter übernahm die Internistin Dr. med. Schuchardt die Verantwortung für die ganze Klinik. Den Gefäßchirurgischen Bereich leitet Dr. sc. med. Heyn.
1976 wurde das Klinikum beauftragt, die

Implantation von Herzschrittmachern zu übernehmen und dafür schrittweise die Voraussetzungen zu schaffen. Es lag nahe, diese kardiologische Aufgabe dem MB V zu übertragen, um auch hierfür den vorhandenen Operationssaal zu nutzen. 1978 konnte die Station 504 B als internistische Überwachungsstation übergeben werden. Gleichzeitig eröffnete sich damit die Möglichkeit, alle lebensbedrohlich erkrankten Patienten des MB V einer qualifizierten Beobachtung und Behandlung zuzuführen. Die Klinik verfügt heute über 97 internistische und 30 gefäßchirurgische Betten, in denen 1986 1987 Patienten betreut wurden.
In den vergangenen Jahren ist der Anteil internistisch-angiologischer Patienten kontinuierlich angestiegen, so daß der angestrebten Entwicklung weitgehend Rechnung getragen wurde. Auf der Basis der Herzschrittmacherimplantationen erwies es sich als erforderlich, sich intensiver mit den Herzrhythmusstörungen zu beschäftigen. Dank einer guten apparativen Ausstattung der Überwachungsstation und dem Engagement einzelner Mitarbeiter konnten schrittweise die diagnostischen Möglichkeiten weiter ausgebaut werden, so daß heute die Hilfe des ZIHK nur noch in ausgewählten Fällen in Anspruch genommen werden muß. Daneben hat sich die Station vor allem für die Betreuung von Patienten mit akutem Myokardinfarkt und Phlebothrombose qualifiziert.
Die weitere Entwicklung wird vor allem von der Notwendigkeit bestimmt, die apparativen Möglichkeiten zur Diagnostik arterieller Durchblutungsstörungen und Herzrhythmusstörungen zu verbessern.
Abgeschlossen wurde der Umprofilierungsprozeß schließlich 1978 mit der Umwandlung der ehemaligen II. Lungenklinik (Chefarzt Dr. Riedel) in die *Kardiologische Klinik*. Ihr wurde, gewissermaßen als Pendant zur Klinik für Internistische Leistungsmedizin, die Betreuung von Patienten mit bereits manifesten kardiologischen Erkrankungen und speziell die Rehabilitation nach Herzinfarkt zur Aufgabe gemacht, der sich als Leiter der Internist Dr. Kauffelt stellte, und damit eine gute Voraussetzung zur Lösung dieser Aufgabe geschaffen werden.
Die Einführung der Frühmobilisation und die ambulanten Aktivitäten der Kreiskardiologen bedingten eine Reduzierung auf besonders komplizierte Einzelfälle. Dadurch bot sich die Möglichkeit, auch andere Krankheitsbilder in das Betreuungsprofil aufzunehmen, wie Bluthochdruck, Herzrhythmusstörungen und die chronische ischämische Herzkrankheit. Da zum Zeitpunkt der Klinikgründung im MB V bereits eine leistungsfähige funktionsdiagnostische und physiotherapeutische Basis existierte, wurde von vornherein auf deren kooperative Mitnutzung orientiert.
Das große Spektrum kardiologischer Erkrankungen und die sich daraus ergebende Notwendigkeit vielfältiger Diagnostik machte und macht die enge Zusammenarbeit mit solchen Einrichtungen wie ZIHK und Charité zum dringenden Gebot.
1986 wurden in den 79 der Klinik zur Verfügung stehenden Betten 745 Patienten betreut.
Für die weitere Entwicklung ist vorgesehen, vor allem die Diagnostik der Herzrhythmusstörungen weiter zu qualifizieren, wobei neben der engen Zusammenarbeit mit der Klinik für Herz-, Gefäß- und Lungenkrankheiten vor allem eigene Überwachungsmöglichkeiten aufzubauen sind.
Der Kardiologischen Klinik zugeordnet ist die Fachambulanz des MB V mit Sprechstunde für Kardiologie/Herzschrittmacher, Dispensairebetreuung leitender Kader, Leistungsmedizin und Gefäßchirurgie.
Auch von den hier tätigen Mitarbeitern wurden Jahr für Jahr höhere Leistungen erbracht, so z. B. im Jahr 1986 13550 Konsultationen und 5887 EKG-Registrierungen. In der weiteren Entwicklung ist vorgesehen, das fachliche Spektrum um eine Sprechstunde für internistische Angiologie zu erweitern und somit auch auf ambulantem Gebiet die Profilierung abzurunden.

Entwicklung und Profil des Instituts für klinische Ultraschalldiagnostik am Klinikum Berlin-Buch

L. Pahl und Ch. Seifart

Das Institut für klinische Ultraschalldiagnostik repräsentiert die klinische Basis für die Ultraschalldiagnostik im Bereich der medizinischen Betreuung, Lehre und Forschung und stützt sich auf das Vorhandensein nahezu aller klinischer Fachgebiete im Klinikum Berlin-Buch. Ultraschallverfahren belegen in zunehmendem Umfang neue Indikationsbereiche der verschiedensten klinischen Fachgebiete, wobei trendbestimmend therapeutische, therapieleitende und – kontrollierende Aspekte Bedeutung gewinnen, die vor allem auch den Ausbau der sogenannten Interventionssonographie notwendig machten. Durch zentralisierten Einsatz der Ultraschallgerätetechnik wurde versucht, die bestehende Diskrepanz zwischen vorhandenem Bedarf an Ultraschalldiagnostik und den unzulänglichen Möglichkeiten abzubauen.

Darüber hinaus bestand und besteht die dringliche Notwendigkeit, im nationalen Rahmen durch klinisch orientierte Forschung und konzeptionelle Leistungen, inhaltliche und methodische Lösungen zu entwickeln, die den indikations- und bedarfsgerechten Einsatz der Ultraschallverfahren in den medizinischen Fachgbieten beschleunigen und ein hohes fachliches Niveau gewährleisten. Damit wird in der Aus- und Weiterbildung, der Methodenentwicklung, der Forschung und in der Stimulierung der eigenen Geräteentwicklung der notwendige Vorlauf im Inland gesichert.

Auf der Grundlage der gerätetechnischen, strukturell-räumlichen und personellen Voraussetzungen wurde im Juni 1986 die Abteilung für Ultraschalldiagnostik des Klinikums gegründet.

Die hohen Untersuchungsfrequenzen belegten von Beginn an den sehr hohen Bedarf an ultraschalldiagnostischen Leistungen im Klinikum, im Territorium und in benachbarten Bezirken.

Das Leistungsangebot umfaßte die Arbeitsbereiche interdisziplinäre Ultraschalldiagnostik und kardiovaskuläre Ultraschalldiagnostik.

In Verbindung mit den Betreuungsaufgaben wurde ein umfangreiches Programm der Aus- und Weiterbildung ärztlicher und mittlerer medizinischer Kader auf dem Gebiet der Ultraschalldiagnostik entwickelt und in die Praxis umgesetzt.

Mit Arbeitsaufnahme wurden durch die Abteilungen Forschungsthemen formuliert und in Angriff genommen, die bereits im ersten Jahr des Bestehens zu Publikationen und Vorträgen führten. Auch die überstrukturellen Aufgaben als Referenzzentrum und Beratungsorgan bei Importentscheidungen und Geräteerprobungen für das MfGe, MHF, MWT, ASMW und für die Außenhandelsorgane der DDR, nahmen ständig an Umfang und Bedeutung zu.

Die angebotene Leistungsbreite induzierte eine weitere Steigerung des Bedarfs in allen Bereichen, so daß bereits nach einem Jahr des Bestehens der Abteilung erste Überlegungen zur Formierung eines Instituts für klinische Ultraschalldiagnostik erfolgten, die am 8. Oktober 1987 vollzogen wurde.

Die Gründung des Institutes für klinische Ultraschalldiagnostik bot die Chance, die Verbindung der methodischen Aspekte der Ultraschalldiagnostik stärker mit klinischen Aufgabenstellungen zu verknüpfen.

Seit der Institutsbildung wurden folgende Leistungsbereiche erschlossen und in die klinische Praxis eingeführt:

- Fetale Echokardiographie
- Gefäß-Doppler-Diagnostik
- Ultraschalldiagnostik des Stütz- u. Bewegungsapparates
- Pränatale Mißbildungsdiagnostik
- transkranielle Ultraschalldiagnostik

Seit Bestehen der Abteilung für Ultraschalldiagnostik des Klinikums fand die wissenschaftliche Arbeit ihren Ausdruck in insgesamt 63 wissenschaftlichen Veröffentlichungen des In- und Auslandes mit Erstautorenschaft.

Bei planmäßigem Ausbau der gerätetechnischen Basis werden in verstärktem Maße Interventionstechniken, Kontrastechoverfahren und Belastungsmethoden unter Ultraschallkontrolle zur Anwendung kom-

men. Im Interesse der weiteren Qualitätsentwicklung in Betreuung und Forschung ist die Entwicklung der Abteilung Biophysik und Technik und des Arbeitsbereiches Bilddokumentation voranzutreiben. Hier liegt auch die Schnittlinie zur Einflußnahme auf die Geräteentwicklung in der DDR, die sich in der engen Kooperation mit der Industrieforschung des VEB Transformatoren- und Röntgenwerk „Fritz Heckert“ in Dresden ergibt.
Über die genannten Arbeitsrichtungen hinaus werden künftig folgende Arbeitsbereiche entwickelt:

- Angiologische Diagnostik, einschließlich Doppler-Diagnostik abdomineller Gefäße
- Pädiatrische Echokardiographie
- Ultraschallspektroskopie
- Probleme der Ultraschallsicherheit

In enger Bindung an das diagnostische Potential ist künftig neben dem bereits vorhandenen ambulanten Dispensairebereich ein stationärer Sektor zu etablieren. Dieser wird inhaltlich im wesentlichen für die Diagnostik kardiovaskulärer Erkrankungen genutzt.

Chirurgisch orientierte Fachgebiete

Chirurgische Kliniken

F. Wendt

Die drei chirurgischen Einheiten des Klinikums, das sind die beiden Chirurgischen Kliniken und die Poliklinik, werden jeweils von Chefärzten geleitet. Sie arbeiten unter einem gemeinsamen Direktorat.

I. Chirurgische Klinik

Die Chirurgische Klinik des Medizinischen Bereiches I wurde 1950 mit einem allgemein-chirurgischen Leistungsprofil einschließlich Urologie und Kinderchirurgie gegründet.
Die auf einer Station der Klinik liegenden urologischen Kranken wurden nach Errichten einer Urologischen Klinik im Hufeland-Krankenhaus dorthin verlegt. In der Chirurgischen Klinik hat in den 50er Jahren die künstliche Niere unter der Aufsicht von Chirurgen gearbeitet, 1961 übernahmen die Mitarbeiter der I. Medizinischen Klinik die Verantwortung.
Diese Dialyseeinheit wird seit Ende der 60er Jahre in der I. Medizinischen Klinik betrieben.
Auch die Kinderchirurgie war im Hause verankert. Nach Gründung der Klinik für Kinderchirurgie im Hufelandkrankenhaus übernahm diese das entsprechende Krankengut. Wegen mangelnder Kapazität wurden bis etwa 1970 auch noch chirurgisch kranke Kinder in der Chirurgischen Klinik behandelt. Zu diesem Zweck befand sich ein Kinderzimmer auf der Station 115 A.
Seit 1961 existiert in der Klinik ein spezielles Zentrum für Schilddrüsenchirurgie. Nach Einrichten der Klinik für Nuklearmedizin hat sich eine erfolgreiche Zusammenarbeit herausgebildet. Ein spezielles interdisziplinäres Schilddrüsenteam arbeitete bis 1979 in den Räumen der Chirurgischen Klinik. Diese Beratungen finden jetzt in der Klinik für Nuklearmedizin statt. In der Chirurgischen Klinik werden im Jahr etwa 500 Schilddrüsen operiert. Darunter finden sich jeweils mehr als 30 Karzinome.
Die Traumatologie besteht seit 1965. Von 1980 datieren moderene AO-Osteosyntheseverfahren. Die Klinik verfügt über eine voll arbeitsfähige Funktionseinheit für Traumatologie, deren Selbständigkeit innerhalb der I. Chirurgischen Klinik angetrebt wird.
1979 wurde die obligate intraoperative Cholangiographie eingeführt. Seit mehreren Jahren werden in Zusammenarbeit mit dem I. Röntgeninstitut die perkutanten transhepatischen Cholangiographien einschließlich transtumoröser Drainageverfahren bis ins Duodenum vorgenommen. Das hat zu einer erheblichen Verbesserung der Chirurgie der Choletihiasis und der Tumoren des Gallenganges und der Bauchspeicheldrüse geführt.
In der Chirurgie des Gastrointestinaltraktes werden seit 1979 die modernen Verfahren der selektiven proximalen Vagotomie vorgenommen. Die Chirurgie des Ileus hat nach Einführen der Miller-Abbott-Sonden einen Aufschwung erfahren.
Die Onkochirurgie wird von einem hochspezialisierten Fachmann betreut. Alle modernen Verfahen werden geübt. Die interdisziplinäre Zusammenarbeit hat sich bewährt.
Ein weiterer Schwerpunkt hat sich in der operativen Behandlung der schweren Pankreatitis herausgebildet. Die Ergebnisse sind erfolgversprechende. Bewährt hat sich die enge Zusammenarbeit mit der Intensivtherapieabteilung Haus 129.
Seit 1979 hat sich ein Zentrum für endokrine Chirurgie herausgebildet. Das betrifft neben der Chirurgie der Schilddrüse auch die der Nebenschilddrüsen, der Nebennieren und der Bauchspeicheldrüse. Von 1980 bis 1981 wurde im Rahmen einer Generalrekonstruktion die Operationsabteilung modernisiert und entscheidend erweitert.
In der chirurgischen Rettungsstelle auf der Station 115 A werden werktags außerhalb der Dienstzeit und an den Wochenenden im Jahr mehr als 3000 Kranke ambulant betreut.
Angestrebt wird eine selbständige Abteilung für Traumatologie des Klinikums im Rahmen der I. Chirurgischen Klinik, sowie Funktionsabteilungen für gastroenterologische Chirurgie, endokrine Chirurgie, Onkochirurgie und septische Chirurgie.

Entwicklungstrends ergeben sich durch den verstärkten Einsatz moderner bildgebender Verfahren wie Computertomographie und Sonographie, ortho- und petrograde Cholangio-Pankreatikographie.
Die endoskopischen Verfahren müssen in Zusammenarbeit mit speziell ausgebildeten Gastroenterologen ausgebaut werden. Dazu gehört auch die Behandlung von Steinleiden durch Laser- und Stoßwellentherapie.

II. Chirurgische Klinik
1960 wurde die Chirurgische Klinik der MB II in den MB III verlegt.
Die Leistungen der II. Chirurgischen Klinik sind untrennbar mit den Namen ihrer Leiter FLEISCHER, SCHMAUSS, ROLAND FISCHER und KARL PFITZMANN verbunden.

Standen bis 1980 Operationen bei geriatrischen Patienten im Vordergrund, so glich sich das Profil in den folgenden Jahren immer mehr dem der I. Chirurgie an. Haupteinsatzgebiet ist die große Bauchchirurgie mit den Schwerpunkten Gallengangs- und Onkochirurgie.
Hohen Stellenwert haben Schilddrüsen-Operationen.
Ein Spezialgebiet entwickelt sich in der Chirurgie haematologischer Erkrankungen mit Splenektomie und Staging-Operationen. Weitere Schwerpunkte sind diabetische Komplikationen sowie Varizenoperationen zur Entlastung der Gefäßchirurgie.

Die Tabelle enthält einige Daten zum Leistungsvergleich der Chirurgischen Kliniken.

Tabelle

Statistik 1986:	I. Chirurgische Klinik	II. Chirurgische Klinik
Planbetten	157	139
stationäre Patienten	1788	1758
Ärzte im Fachgebiet	13	14

Poliklinischer Sektor
Zur Chirurgischen Klinik des Medizinischen Bereiches I gehört seit 1953 die Chirurgische Poliklinik, die anfangs mit einem Ausbildungsassistenten besetzt war. In den Räumen wurden auch Personalsprechstunden und Betriebs-ÄBK abgehalten. Ab 1970 übernahm ein Facharzt diese Aufgabe. 1972 kam ein weiterer hinzu; seit 1977 sind dort 3 Fachchirurgen eingesetzt.
Während 1965 4377 Neuzugänge verzeichnet wurden, sind es jetzt etwa 12000 im Jahr. Die Anzahl der Konsultationen ist in dem Zeitraum von 15000 auf 36000 gestiegen. Die ambulante Operationsfrequenz hat sich von 300 auf 800 im Jahr erhöht.
1965 wurden 26 Rektoskopien durchgeführt.
Jetzt sind es über 500.
Seit 1981 arbeitet die Chirurgische Poliklinik für beide Chirurgischen Kliniken. Sie wird auch von Chirurgen beider Kliniken besetzt. Seit 1981 sind außerhalb der regulären Sprechzeiten Spezialsprechstunden für gastroenterologische Chirurgie, endokrine Chirurgie, Traumatologie, onkologische Chirurgie, Proktologie und Varizenchirurgie eingeführt worden, die sich sehr bewährt haben. Außerdem wird eine spezielle Sprechstunde durch Anästhesisten durchgeführt. In den Räumen der Poliklinik tagen auch die ÄBK und die Unfall-ÄBK.

Frauenklinik

G. Morack

Von Eröffnung der Einrichtung am 1. 10. 1950 bis 1962 wurde die Frauenklinik mit 132 gynäkologishcen und 36 geburtshilflichen Planbetten durch Chefarzt Dr. med. R. Götz geleitet und fachlich geprägt. Das Klinikprofil ergab sich fast ausschließlich aus der komplizierten Situation in der Grundversorgung dieser Zeit. Auch die Hausentbindung bei zu erwartetem glatten Geburtsverlauf standen noch zur Debatte. Die Vielzahl der Abortcürettagen mit nicht selten tragischen Verläufen für die Frauen resultierte durch die hohe kriminelle Abortrate dieser Zeit.

Die chirurgischen Eingriffe wurden in der Regel von abdominal bestritten. Beachtlich war die Zahl und breite Palette an Operationen, zumal nur ein Operationssaal zur Verfügung stand.

Ein statistischer Auszug der Klinikbilanz von 1957 soll diese Situation belegen:

- 1047 Abortcürettagen
- 54 Sectiones caesareae bei 1319 Entbindungen
- über 800 gynäkologische und urogynäkologische große und kleine Operationen, dabei 24 Wertheim-Operationen

Im Herbst 1962 übernahm OMR Prof. Dr. med. habil. H. Pockrandt, zuvor als 1. Oberarzt an der UFK Berlin, tätig, die Klinik.

Unter seiner Leitung erfolgte bis 1985 eine Profilierung der Einrichtung fachlich, wissenschaftlich und organisatorisch zu einem leistungsfähigen Zentrum der medizinischen Grundversorgung mit teilweise spezialisierten und hochspezialisierten Betreuungsaufgaben.

Durch die Verordnung über die Neuregelung der Schwangerschaftsunterbrechung vom 15. 3. 72 kam es zu einer wesentlichen Veränderung der Anzahl zu bewältigender Interuptiones. So stieg im Vergleich zum Jahr 1963 von nur 7 ihre Zahl kontinuierlich auf über 1800/Jahr.

Seit 1972 existiert zusätzlich eine Station gynäkologischen Profils außerhalb der beiden Häuser 116 und 128, zunächst im Haus 118, später im Haus 504 und jetzt seit längerer Zeit im Haus 503 A für die konservative Gynäkologie, z. T. die postoperative Betreuung und vor allem die onkologische Therapie (Chemotherapie).

Durch umfangreiche erforderliche Baumaßnahmen und zeitweilig organisatorische Veränderungen wurde ein zweiter großer Operationssaal im Haus 116 und zwei kleinere im Haus 128, letztere für kleine gynäkologische Eingriffe sowie Schnittentbindungen bei infektiösen Kreißenden, geschaffen. Ein Kreißsaal für sogenannte „Infektionsentbindungen" entstand in enger Zusammenarbeit mit dem Institut für Infektions- und Tropenkrankheiten.

Aus kapazitiven Gründen wurde die Geburtshilfe erweitert durch Errichtung einer Wochenstation von 26 Betten im Haus 117. Demnächst wird eine modernen präpartale Station mit 16 Betten im Haus 119 eröffnet.

Durch die schnelle Entwicklung der Neonatologie in der Pädiatrie kam es zu einer besonderen intensiven Zusammenarbeit mit der I. Kinderklinik und somit zu einer Qualifizierung der Betreuung von deprimierten Neugeborenen und Frühchen unmittelbar post natum.

Ebenso führte das kooperative Verhältnis mit dem I. Institut für Anaesthesie und Reanimation zu einer deutlichen Verbesserung der prä- und postoperativen Patientenbetreuung. Weiterhin wurden die Beziehungen mit der Radiologischen Klinik, dem I. Röntgen-Institut und der Nuklearmedizischen Klinik ausgebaut.

Mit den Inneren Kliniken des Klinikums wurden elektiv nach Problemkreisen Vereinbarungen der interdisziplinären Zusammenarbeit getroffen.

Einige besonders erwähnenswert erscheinende Verfahren, die in dem Zeitraum von 1962 bis 1985 inauguriert wurden, seien erwähnt.

Als operativen Zugang zum inneren Genitale wurde nun vorrangig der vaginale Weg bestritten. Diese Technik, die vor allem operative Erfahrungen voraussetzt, brachte besonders in der Rekonvaleszenz,

aber auch kosmetisch den Patientinnen erhebliche Vorteile. Die vaginale Radikaloperation wurde eingeführt. 1970 erfolgte der erste Einsatz der Kardiotographie zur Geburtsüberwachung und die Tokolyse sowie der Einbau der Lymphographie in die Karzinomdiagnostik. Seit 1974 wird die Saugcürettage bei der Abklärung gynäkologischer Blutungen angewendet. Vor 15 Jahren wurden die ersten Schritte gemeinsam mit dem I. Röntgen-Institut auf dem Gebiet der Mammographie bestritten. Weitere wichtige Meilensteine waren 1975 die ersten Aminozentesen für Fruchtwasseranalysen.
1977 die Entwicklung eines Stützpessares zur Therapie der drohenden Frühgeburt und die Terminierung der Geburt, Ende der 70er Jahre der Einsatz der Isotopenplacentographie bei der fetalen Retardierungsdiagnostik in Kooperation mit der Nuklearmedizinischen Klinik und nicht zuletzt 1982 die Entwicklung eines Intrauterinpessares (Patent und Messegold 1986) zur Kontrazeption, die Anwendung der diagnostischen Laparoskopie seit 1983 und der Einsatz der Ultraschall-Diagnostik in der Geburtenhilfe.
Das die Geburtshilfe in diesem Zeitraum einen besonders raschen Wandel in Richtung intensiver Geburtsmedizin unterlag, wird an dieser Stelle auf die Entwicklung der Geburtshilflichen Abteilung ausführlicher eingegangen.
Die Abteilung wurde zu einem der drei geburtshilflichen Zentren der Hauptstadt Berlin unter der Zielsetzung von 3000 Entbindungen pro Jahr und gleichzeitiger Übernahme der Betreuung und Entbindung von Schwangeren mit Frühgeburtsbestrebungen, intrauteriner fetaler Mangelentwickung, EPH-Gestose, Herz-Kreislauf-Erkrankungen, Nierenerkrankungen, Sterilitätstherapie und Lungenkrankheiten. Gleichzeitig ist die Klinik einziges überregionales Zentrum für die infektiösen Entbindungen der Hauptstadt.
Für den Gesundheitsschutz von Mutter und Kind sind die komplexen Aufgaben unseres Fachgebietes besonders in den Dokumenten des X. und XI. Parteitages umrissen. So ist die Müttersterblichkeit weitgehend zu verhindern, die Frühgeburtlichkeit weiter zu senken; für unseren Betreuungsbereich wurde im Stadtbezirk Pankow die Rate der untergewichtigen Neugeborenen durch die Bildung des Frühgeburtenzentrums gesenkt.
Von großer Bedeutung ist die Säuglingssterblichkeit, die in dem von der Klinik zu betreuenden Stadtbezirk Pankow kontinuierlich von 13,4 ‰ 1981 auf 9,6 ‰ 1986 gesenkt werden konnte.
Die geburtshilfliche Abteilung verfügte 1975 über 42 Wochenbetten und 4 Kreißsaalbetten bei einer Entbindungsfrequenz von 1050 Geburten im Jahr. In den darauffolgenden Jahren kam es zu einer kontinuierlichen Steigerung der Geburtenzahlen, die eine Erweiterung auf 6 Kreißsaalbetten, 76 Wochenbetten und 16 präpartale Betten (ab Dezember 1987) notwendig machten. Dies ermöglichte eine Steigerung der Entbindungszahl auf 3053 im Jahr 1986, 1987 erwartet die Klinik ca. 3400 Entbindungen. Die Schwangerenbetreuung erfuhr im Hinblick auf die stetig zunehmende Geburtenzahl und der Aufgaben als geburtsmedizinisches Zentrum eine Trennung in Grundbetreuung und Intensivschwangerenbetreuung.
Waren es 1975 noch 1990 Neuzugänge mit 5010 Konsultationen, so stieg die Zahl bis 1986 auf 2956 Neuzugänge mit 9614 Konsultationen. Bei den Risikopatientinnen wurden ambulant 1981 685 und 1986 bereits 775 Schwangere geburtsmedizinisch betreut. Die ultraschalldiagnostischen Untersuchungen stiegen von 4711 1980 auf 10200 1986 an.
Mit Beginn des Jahres 1987 besteht eine interdisziplinäre Arbeitsgruppe pränatale Diagnostik, in der Mitarbeiter des Institutes für US-Diagnostik, der Klinik für Kinderchirurgie, – Neurochirurgie und – Pädiatrie mitarbeiten.
Weitere interdisziplinäre Zusammenarbeit mit den entsprechenden Fachkliniken bzw. Abteilungen des Klinikums wie Humangenetik, Kardiologie, Nephrologie, PALT, Struma- und Leberdispensaire führt zur gezielten und rechtzeitigen Überweisung gefährdeter Patientinnen in eine spezialisierte und hochspezialisierte Betreuung.
Gesundheitserzieherische Aktivitäten, wie Vorträge über gesundheitsfördernde Lebensweisen, psychoprophylaktische

Kurse zur schmerzarmen Geburt, werden seit Jahren durchgeführt.
Seit 1986 gibt es die sogenannte „Vaterentbindung“, bei der es dem Kindsvater gestattet ist, die Geburt im Kreißsaal selbst miterleben. Alle Geburten werden elektronisch mit Dokumentation eines Kardiotokogrammes überwacht.
Die Klinik verfügt über eine Station mit Teil-roomingin und eine Wochenstation mit getrennter Neugeborenenstation. Kooperationen der Frauenklinik Buch bestehen für die fachliche Anleitung und Beratung mit den Schwangerenbetreuungsstellen der Stadtbezirke Pankow, Weißensee und Prenzlauer Berg zur ständigen Verbesserung der medizinischen Betreuung.
Seit 1985 fungiert MR Dr. sc. med. G. Morack als Direktor der Klinik, die mittlerweile 134 gynäkologische und 90 geburtshilfliche Planbetten besitzt.
Unter seiner Leitung wurde die Profilierung in der Gynäkologie und Geburtshilfe wesentlich verstärkt und die Kooperationen zum ZIK in der Patientenbetreuung und auf wissenschaftlichem Gebiet intensiviert. Eine Übersichtsbilanz des Jahres 1986 weist bezüglich der Klinikleistungen 907 größere operative und 3477 kleinere operative Eingriffe aus.
Das operative Vorgehen beim Korpus- und besonders Ovarial-Neoplasma wurde entsprechend dem internationalen wissenschaftlichen Stand differenzierter und teilweise ausgedehnter. Das schloß auch eine Qualifizierung der postoperativen Nachsorge bei diesen Patientinnen ein. Als derzeitige operative Methode der Wahl der Wertheim-Operation mit intraoperativer Lymphographiekontrolle beim Zervix-Neoplasma Stad. 1 und 2 eingeführt.
Neben dem Ausbau der laparoskopischen Diagnostik werden jetzt zunehmend kleinere operative Interventionen per laparoskopiam, einschließlich der Sterilisation mittels Ringapplikatoren, durchgeführt.
Die gynäkologische US-Diagnostik erfuhr eine Qualifizierung, so wird u. a. seit 2 Jahren eine Spezialsprechstunde zur Abklärung von fraglichen Brustbefunden durchgeführt.
Gegenwärtig und künftig stehen besonders die Realisierung folgender Schwerpunktaufgaben im stationären Sektor an:

- Qualifizierung der Urogynäkologie sowie der operativen Sterilitätsbehandlung;
- Verbesserung der Diagnostik und Therapie bei bösartigen Brusterkrankungen, besonders unter dem Aspekt der brusterhaltenden Behandlung;
- Entwicklung neuer Methoden für die postoperative Chemotherapie (intraarterielle organbezogene Applikation);
- Einführung einer EDV-gerechten Dokumentation für die geburtshilfliche Abteilung sowie der telemetrischen Überwachung unter der Geburt;
- Ausbau der geburtshilflichen US-Diagnostik als ein Zentrum der Hauptstadt mit überregionalen Aufgaben.

Auch die Aufgaben der Gynäkologischen Fachambulanz haben sich in den zurückliegenden Jahren wesentlich erweitert und qualifiziert sowohl im Rahmen der Grundbetreuung als auch in der spezialisierten Betreuung.
Seit Gründung des Klinikums haben sich sowohl die Zahlen der betreuten Bürgerinnen als auch die Konsultationszahlen mehr als verdreifacht. Dies ist nicht nur die Folge des Wohnungsbauprogrammes in Buch, sondern hat weitere Gründe:

1. Die Bereitschaft zur Teilnahme an gynäkologischen Vorsorgeuntersuchungen hat wesentlich zugenommen, insbesondere seit Einführung des Berliner Zytologie-Programmes 1973. Gleichzeitig werden aufgrund eines Ministerratsbeschlusses seit 1974 alle in stationärer Behandlung befindlichen Frauen prophylaktisch gynäkologisch untersucht.

2. Aus der Zunahme der prophylaktischen Aktivitäten ergab sich eine Erweiterung der onkologischen Nachsorge, da die Frauenklinik Buch als ein Behandlungszentrum für gynäkologische Malignome die aufgedeckten Vor- und Frühstadien des Zervixkarzinoms behandelt.
Außerdem ist eine Zunahme von Mammakarzinom-Patientinnen zu verzeichnen.

3. Mit der Freigabe der Interruptio kam ab 1972 eine weitere Aufgabe hinzu. Damit stieg aber auch die Verantwortung der

Gynäkologen auf dem Gebiet der Antikonzeptionsberatung. Die modernen Methoden der Antikonzeption (hormonale Antikonzeptiva und Intrauterinpessare) haben inzwischen eine weite Verbreitung gefunden. Diese Frauen müssen regelmäßig – durchschnittlich zweimal jährlich – untersucht und beraten werden.

4. Diagnostik und Therapie der weiblichen Sterilität und Infertilität haben als individuelles Problem für die einzelne Ehe nach wie vor einen wichtigen Stellenwert.

Aus diesen Entwicklungsschwerpunkten der beiden letzten Jahrzehnte ergibt sich das aktuelle Leistungsprofil der Gynäkologischen Poliklinik.
1986 wurden 17500 Patientinnen betreut und knapp 33000 Konsultationen durchgeführt. Davon entfielen rund 2/3 auf die Grundbetreuung und rund 1/3 auf die Spezialbetreuung. 20 % der Patientinnen stammen nicht aus Berlin, sondern im wesentlichen aus den nördlichen Randkreisen Bernau, Oranienburg, Eberswalde.
Wissenschaftliche Aktivitäten der Klinik, die sich hauptsächlich aus dem Arbeitsspektrum der Einrichtung ergeben, werden im In- und Ausland vorgetragen.
Im Rahmen der Forschung werden folgende Themenbereiche bearbeitet:

- *Onkologische Fragen:* Fragen der Krebs epidemiologie, der Effektivität gynäkologischer Vorsorgeuntersuchungen, der Wertigkeit präbioptischer Screeningmethoden, Auswertung von Therapieergebnissen
- *Prüfung neuer Präparate zur hormonalen Antikonzeption* (Trisiston, Trinovlon) *und neuer Modelle von Intrauterinpessaren* (Dana, Medusa).
- Seit Juli 87 Mitarbeit in der Hauptforschungsrichtung Geschwulsterkrankungen in internationalem und nationalem Rahmen

In der Aus- und Weiterbildung für medizinisches Personal hat die Klinik verschiedene Aufgaben wahrzunehmen. Seit 1963 werden in unserer Einrichtung Fachärzte ausgebildet. Das betrifft auch ausländische Kollegen.
Als Fortbildungsklinik der Akademie für Ärztliche Fortbildung der DDR führt sie seit 1980 zweimal jährlich Hospitationskurse für Fachärzte der Gynäkologie und Geburtshilfe durch. Daran nehmen zwischen 20 bis 30 Kollegen/Jahr aus Berlin und verschiedenen Bezirken teil.
Die Frauenklinik beteiligt sich seit 1985 an der Weiterbildung praktischer Ärzte (Weiterbildungslehrgänge 3 × jährlich) und ist seit Jahren an anderen Weiterbildungslehrgängen der Akademie für Ärztliche Fortbildung aktiv beteiligt (Lehrgänge für gynäkologische Onkologie, Nuklearmedizin, Pharmazie, Weiterbildungslehrgänge für Weiterbildungsleiter in Ziegenhals).
Einbezogen ist die Klinik auch in Ausbildungsaufgaben der Bezirksakademie der Abteilung Gesundheits- und Sozialwesen der Hauptstadt und der Medizinischen Fachschulen „Dr. Georg Benjamin“ und „Jenny Marx“ sowie der UFK Berlin.

Orthopädische Klinik

H. Bahra

Die Orthopädische Klinik Berlin-Buch wurde am 15. 10. 1940 gegründet – auf dem Gelände des heutigen MB I. Ihren heutigen Platz im Waldhaus erhielt sie im November 1945, wo bis dahin eine Lungenheilstätte bestanden hatte.
Hauptarbeitsinhalt war die Behandlung von Knochentuberkulose, Folgen der Poliomyelitis nach der Epidemie 1947, Kriegsverletzungen, darunter auch Querschnittslähmungen und ein eher bescheidenes Programm zeittypischer orthopädischer Routineeingriffe.
Mit dem Bau eines neues OP-Saales (1952), dem Rückgang der Tbc und der Polio- und Kriegsfolgen vollzog sich der schrittweise Übergang zu einer fast ausschließlich operativ orientierten Klinik mit modernem Behandlungsprofil: Schwerpunkte wurden die operative Behandlung des Bandscheibenvorfalles und der sogenannten Hüftluxation, die Osteosynthese nach Frakturen und stellungskorrigierenden Osteotomien (AO-Prinzip), die Hüftendoprothetik, die Rheuma-Chirurgie und die Amputation arteriell durchblutungsgestörter unterer Extremitäten, vornehmlich am Unterschenkel.
Von 260 Operationen des Jahres 1950 stieg die Zahl 1970 auf 600, 1980 auf über 1000.
Mit der zunehmenden Bedeutung spezieller Rehabilitationsverfahren wurde über die Zwischenstufe einer gemeinsamen „Klinik für Orthopädie und Rehabilitation" einschließlich 1963 die „Klinik für Rehabilitation" als selbständige Funktionseinheit geschaffen, so daß nunmehr zwei Kliniken im Waldhaus angesiedelt waren – beiden diente zur Arbeitsintensivierung der 1964/66 entstandene Neubau der Physiotherapie, der Poliklinik, der Orthopädischen Werkstatt und der Arbeitstherapie.
Zur Zeit verfügt die Orthopädische Klinik über 122 Betten, besteht aus 2 Erwachsenen- und 1 Kinderstation; angeschlossen ist die Ambulanz mit 4 Arbeitsplätzen. Hauseigen sind Röntgenabteilung und Labor, stehen aber natürlich auch dem Rehabilitationszentrum zur Verfügung.
Der geplanten Rekonstruktion des Waldhaus-Altbaues wird es vorbehalten sein, den OP-Trakt zum zentralen Arbeitskomplex zu gestalten, ihm und den Stationen zu höherer Effizienz zu verhelfen, für die Patienten eine höhere Betreuungsqualität, für unsere Mitarbeiter bessere Arbeitsbedingungen zu schaffen.

Urologische Klinik

R. Ranft

Als erste selbständige Urologische Einrichtung in Berlin-Buch wurde 1953 eine urologische Poliklinik im damaligen Städtischen Krankenhaus eingerichtet. 1954 folgte die Eröffnung einer Urologischen Abteilung in der Chirurgischen Klinik mit 40 Betten. Am 1. Januar 1960 wurde die eigenständige Urologische Klinik Berlin-Buch im damaligen Hufeland-Krankenhaus, Haus 208, gegründet. Nach fachspezifischem Umbau des Hauses 209 konnte die Klinik 1963 an ihren jetzigen Standort umziehen. Hier befanden sich die Klinik mit 108 Betten und die Poliklinik mit 4 ärztlichen Arbeitsplätzen und einer Endoskopieabteilung unter einem Dach.
Die Leistungsentwicklung der Urologischen Klinik ist eng mit der Verselbständigung des Fachgebietes in der Republik verbunden. Dazu wurden auf manchen Teilgebieten wesentliche Akzente gesetzt. Neben den vordergründigen Aufgaben der Betreuung spielten stets auch Wissenschaft und Forschung sowie Aus- und Weiterbildung eine wesentliche Rolle. Große Verdienste erwarb sich die Klinik, unter der damaligen Leitung von MR Dr. med. habil. Krebs, bei der Etablierung der transurethralen Operationstechniken in unserem Land. Diese Behandlungsmethoden stellen auch heute noch einen wesentlichen Anteil des Therapiespektrums dar, wobei die Klinik auch weiterhin zur Entwicklung dieser Verfahren mit wissenschaftlichen Beiträgen und Aktivitäten in Aus- und Weiterbildung beiträgt.
Entscheidende Impulse gingen aus Berlin-Buch für die Vereinheitlichung der Desinfektion und Sterilisation sowie der Krankenhaushygiene im Fachgebiet Urologie aus. Das Hygieneregime der Klinik ist noch heute Modell für andere Urologische Einrichtungen, wobei auf diesem Gebiet im Rahmen der Gesellschaft für Urologie eine maßgebliche Mitarbeit erfolgt.
Dem modernen Entwicklungstrend des Fachgebietes folgend, wurden auch in der Urologischen Klinik Berlin-Buch solche neuen Diagnostikverfahren etabliert, wie das gesamte Spektrum der urodynamischen Untersuchungen sowie der sonografischen Diagnostik. In der Röntgen-Abteilung der Klinik werden alle fachspezifischen Röntgenuntersuchungen nach modernen Gesichtspunkten in Abstimmung mit anderen Diagnostikverfahren zielgerichtet durchgeführt. In enger Kooperation mit den Röntgeninstituten, den Abteilungen für Computertomografie und für Ultraschalldiagnostik, der Nuklearmedizinischen Klinik sowie des Instituts für Laboratoriumsdiagnostik stehen alle Diagnostikverfahren für die stationären und ambulanten Patienten zur Verfügung.
Seit 1983 werden interventions-radiologische und endourologische Eingriffe mit diagnostischen und therapeutischen Zielstellungen vorgenommen. Auf dem Gebiet der operativen Behandlung wurde dem Entwicklungstrend des Fachgebietes Rechnung getragen und zahlreiche neuen Operationsmethoden eingeführt, wobei besonders die organerhaltende Behandlung durch Einsatz moderner plastisch-rekonstruktiver Eingriffe verstärkt in den Vordergrund trat und die Therapie der malignen Geschwülste einen Schwerpunkt darstellt, außer dem umfangreichen Spektrum operativer Eingriffe wie sie im Fachgebiet seit jeher etabliert sind.
In den letzten Jahren wurden der Einführung moderner Behandlungsmethoden zur Bekämpfung von Geschwultsleiden besondere Aufmerksamkeit gewidmet, wobei die stadiengerechte Behandlung von Blasen- und Prostata-Karzinomen sowie von Hodentumoren im Vordergrund stehen. Besondere Bedeutung im Rahmen dieser Behandlung spielt die lokale und systematische antineoplastische Chemotherapie, die im Therapiekonzept der Klinik immer mehr an Bedeutung gewinnt und eigenständig durchgeführt wird. Auf diesem umfangreichen Arbeitsgebiet der Onkologie werden wissenschaftliche und Forschungsbeiträge geleistet.
Wie schon früher durch Beiträge zur Vereinheitlichung der Nomenklatur und Klas-

sifikation der Blasentumoren ist die Klinik auch weiterhin durch wissenschaftliche Untersuchungen und ständige Verbesserung der Therapieverfahren auf diesem Teilgebiet der Tumorerkrankungen engagiert.
Der Aus- und Weiterbildung wird große Aufmerksamkeit geschenkt. Das bezieht sich auf die Qualifizierung von Mitarbeitern im mittleren medizinischen und ärztlichen Sektor genau so wie auf die im Rahmen der Akademie für Ärztliche Fortbildung vorhandene aktive Beteiligung an Lehrgängen für Facharztkandidaten und Weiterbildungskursen sowie bei Einzel- und Gruppenhospitationen. Der Direktor der Klinik ist als Dozent an der Akademie für Ärztliche Fortbildung tätig. Auf Kongressen, Fortbildungsveranstaltungen und in Fachzeitschriften erfolgen jährlich insgesamt ca. 10 bis 15 wissenschaftliche Beiträge von Mitarbeitern der Klinik. Alle Ausbildungsassistenten arbeiten an der Promotion A. Zwei B-Promotionen stehen vor ihrem Abschluß.
Zur Untermauerung der ständig steigenden Leistungen in der medizinischen Betreuung sollen einige Kennziffern genannt werden. Die Zahl der behandelten Patienten betrug in den letzten Jahren ca. 1500. Die Zahl der ambulanten Konsultationen belief sich 1986 auf 34680. Die ständig gestiegene Bettenauslastung beträgt zwischen 85 und 90 %. Die Verweildauer konnte auf 21 bis 22 Tage gesenkt werden, wobei das vorwiegend onkologische und geriatrische Krankengut berücksichtigt werden muß. Die gestiegenen diagnostischen Leistungen (1986) werden durch etwa 11750 Röntgenaufnahmen, 700 Endoskopien und 1500 urodynamische Untersuchungen pro Jahr dokumentiert.
Bei rund 900 Operationen entfielen über 50 % auf transurethrale Eingriffe. Im letzten Jahr wurden 150 perkutane bzw. endourologische Eingriffe vorgenommen. Von allen behandelten Patienten sind mindestens 40 % Tumorkranke.
Zur Zeit sind umfangreiche Rekonstruktionsmaßnahmen im Gange, die zu weiteren Verbesserung der Behandlung der Patienten und der Arbeitsbedingungen für das Personal beitragen werden.
So ist eine moderne Wachstation im Bau, der eine ebenfalls rekonstruierte postoperative Nachsorgeabteilung angeschlossen ist. Der gesamte Bereich der Sterilisation im Operationssaal wird durch den Einbau eines Großsteris und Zusatz weiterer Substerilisationsmöglichkeiten (Heißluftsterilisation, Gassterilisation, Naßsterilisation) verbessert. Der Operationstrakt erhielt eine zentrale Gasversorung, die Rekonstruktion der Elektroanlage ist in Kürze vorgesehen. Im Zuge des weiteren Rekonstruktionsprogrammes erfolgt der Einbau eines Urolix und endourologischen Therapie in Kombination mit der Modernisierung der gesamten Röntgenabteilung. Ein moderner urodynamischer Meßplatz und eine klinikeigene Sonografieabteilung werden dabei integriert sein.
Alle diese Baumaßnahmen erfolgen bei weiter laufendem Klinikbetrieb und erfordern eine enge Zusammenarbeit zwischen Bauarbeitern und medizinischem Personal. Durch ein konstruktives Zusammenwirken wurden und werden alle auftretenden Probleme gelöst, immer mit dem Ziel vor Augen, eine ständige bessere Betreuung der Patienten in qualitativer und quantitativer Hinsicht zu erreichen.

Neurochirurgische Klinik

W.-D. Siedeschlag

Am 25. 1. 1954 – die DDR bestand noch nicht fünf Jahre – meldete ADN unter der Überschrift: Magistrat von Groß Berlin eröffnet eine Neurochirurgische Abteilung: „Im Hufeland-Krankenhaus Berlin-Buch wurde am Sonnabend, dem 23. 1. 1954 eine vom Magistrat von Groß Berlin, Hauptabteilung Gesundheitswesen, errichtete hirn- und neurochirurgische Klinik durch den Stellvertreter des Oberbürgermeisters, Frau Kuzia, eröffnet und Herrn Chefarzt Dr. Ammermann übergeben." Weiter heißt es: „Die Klinik umfaßt 60 Betten, eine vorbildliche Wachstation, auf der Schwerkranke zu jeder Tages- und Nachtzeit von fachlich speziell vorgebildeten Schwestern überwacht und betreut werden. Eine große Operationsabteilung mit drei Arbeitstischen ermöglicht die Durchführung aller Spezialoperationen. Die Klinik ist mit den modernsten diagnostischen Apparaten ausgestattet, die eine genaue Feststellung krankhafter Veränderungen am Gehirn und Rückenmark gestatten. Die eigene Röntgenabteilung verfügt über Apparate, die unter Zuhilfenahme spezieller Kontrastmittel eine sorgfältige Darstellung der Hirnkammern und der Blutgefäße bis in die feinsten Verzweigungen gewährleisten. Ein Elektroenzephalograph läßt bei gleichzeitiger Ableitung von acht verschiedenen Punkten der Kopfhaut die elektrischen Vorgänge an den Hirnzellen und ihre krankhaften Veränderungen im einzelnen beurteilen.

In neurochirurgischen Kliniken werden nicht nur Geschwülste des Hirn- und Nervensystems operativ behandelt, sondern auch alle Arten von Schmerz- und Krampfzuständen, frischen Verletzungen und ihren Folgezuständen usw., soweit sie einer operativen Behandlung zugängig sind. Da ein großer Teil dieser Erkrankungen leicht mit andersartigen Krankheitsbildern verwechselt werden kann, sind eine neurochirurgische diagnostische Ambulanz und eine diagnostische Station eingerichtet worden.

Auch diese im Rahmen des neuen Kurses errichtete neurochirurgische Klinik soll dazu dienen, durch vorbeugende und behandelnde Maßnahmen nach modernsten wissenschaftlichen Gesichtspunkten der werktätigen Bevölkerung fürsorglich zu helfen." – Soweit ADN.

Damit war die zweite selbständige neurochirurgische Einrichtung innerhalb der DDR gegründet worden, nachdem im Jahr zuvor in Leipzig eine solche Klinik als Einrichtung des Medizinischen Bereiches der Karl-Marx-Universität entstanden war.

Von vornherein war die Klinik so konzipiert, daß die Komplexe Diagnostik, Therapie und Nachbehandlung sowohl in wissenschaftlicher als auch in organisatorischer Hinsicht eine Einheit bildeten. Dieser Grundsatz wurde in all den Jahren seit der Gründung beibehalten, so daß sich die Klinik mit dieser einzigartigen Konzeption als größte ihres Fachgebietes in der DDR zur Leiteinrichtung für das Fachgebiet Neurochirurgie innerhalb des Gesundheitswesens entwickeln konnte. Im Laufe der Jahre wurde die Klinik zu einer national und international anerkannten Behandlungsstätte unseres Fachgebietes. Dem entsprach auch die Aufmerksamkeit und Unterstützung durch die staatlichen Organe, angefangen bei der Leitung des Klinikums über den Magistrat bis hin zum Ministerium für Gesundheitswesen. Seit der Gründung der Klinik wurden auf allen Teilgebieten der Klinik umfangreiche Investitionen vorgenommen, um den wissenschaftlich-technischen Höchststand entsprechend dem internationalen Niveau zu halten. Der Operationssaal wurde rekonstruiert und mit modernsten Geräten ausgestattet, um die Mikrochirurgie zu ermöglichen, die heute bei 70 % aller Operationen angewandt wird. Ein Neubau für die Fachambulanz und die Neuroradiologische Abteilung wurde errichtet, um den Sektor Diagnostik und Nachbehandlung zu modernisieren. In der Neuroradiologischen Abteilung stehen modernste Geräte, wie der „Neurodiagnost" oder ein Computertomograph, mit denen schnellstmöglich eine exakte

Diagnostik durchgeführt werden kann.
Die vielfältigen Aufgaben der Neurochirurgischen Klinik erzwingen in ihrer Darstellung eine Dreiteilung, die nicht dogmatisch besteht, da alle drei Komplexe einander bedingen und daher nicht isoliert voneinander zu betrachten sind. Didaktische Erwägungen erfordern die Gliederung in

- Medizinische Betreuung
- Lehre, Ausbildung und Erziehung
- Forschung

Medizinische Betreuung:
Eine hochspezialisierte Fachambulanz übernimmt einen großen Teil der sogenannten Vorfelddiagnostik.
Hier lassen sich bereits durch exakt neurologische Befunderhebungen sowie EEG- und Ultraschalluntersuchungen erste Hinweise auf zu operierende Zustände oder Prozesse ermitteln.
Eine perfekt ausgestattete neuroradiologische Abteilung ermöglicht sämtliche speziellen Untersuchungsverfahren wie Computertomographie, Angiographie, Enzephalographie, Ventrikulographie oder Myelographie in technischer Perfektion bei minimaler Strahlenbelastung für Patienten und Mitarbeiter.
Die folgenden verschiedenen Gruppen von Krankheitsbildern werden an unserer Klinik (zu 70 % unter mikrochirurgischen Bedingungen) operiert.

1. Geschwülste im Hirn, Rückenmark und peripheren Nerven,
2. Gefäßprozesse im Hirn wie Aneurysmen, Angiome, Verschlüsse kleinerer Hirnarterien usw.,
3. Traumafolgen im Bereiche des Schädels, des Gehirns, der Wirbelsäule, des Rückenmarks und der peripheren Nerven,
4. degenerative Veränderungen (Bandscheibenprozesse) im Bereiche der Hals- und Lendenwirbelsäule,
5. angeborene Mißbildungen im Bereiche des Hirn und des Rückenmarks mit ihren Folgezuständen,
6. Schmerzzustände, die zentral verursacht und durch konservative Maßnahmen nicht zu beeinflussen sind.

Wann immer erforderlich, legen wir großen Wert auf eine gute interdisziplinäre Zusammenarbeit sowohl auf dem Sektor der Diagnostik als auch der Therapie. Besonders enge Beziehungen bestehen zur Neurologischen und zur Nuklearmedizinischen Klinik in diagnostischen und differentialdiagnostischen Fragen. Echtes Teamwork besteht bei der Behandlung einer großen Gruppe von Krankheiten. Unfallverletzte werden häufig gemeinsam mit dem Traumatologen operiert, bei Tumoren der Augenhöhle operieren wir gemeinsam mit den Ophthalmologen, bestimmte Hypophysentumoren werden gemeinsam mit den Kollegen aus dem HNO-Fachgebiet operiert.
Die Dispensairebetreuung erfolgt wieder in unserer Fachambulanz, um die Wiedereingliederung der von uns operierten Patienten in den Arbeitsprozeß zu unterstützen und eventuelle Befundverschlechterungen rechtzeitig zu erkennen.
Lehre, Ausbildung, Erziehung:
Es ist klar, daß ohne laufende Fortbildung ein Fortschritt unmöglich ist und Stagnation, gleichbedeutend mit Rückschritt, daraus resultieren würde. Die eigene Fortbildung ist also selbstverständliche Pflicht. Außerdem hat unsere Klinik eine Reihe von Fortbildungsverpflichtungen wahrzunehmen, was in den folgenden Formen geschieht:

- *Einzelhospitationen:*
  Ständig befinden sich Kollegen anderer Einrichtungen für Wochen bis Monate an unserer Klinik, um sich auf den Gebieten Neurochirurgie, Neuroradiologie, Neuro-Elektrodiagnostik oder klinische Psychologie fortzubilden.
- Mehrmals jährlich an der Klinik *Gruppenhospitationen* von einwöchiger Dauer durchgeführt für Kollegen der Fachrichtungen Neurochirurgie, Traumatologie, Orthopädie usw.
- Zahlreiche Kollegen der Klinik nehmen als Referenten am Weiterbildungsveranstaltungen anderer Fachrichtungen teil.

Forschung:
Auf diesem Gebiet hat die Neurochirurgische Klinik seit ihrer Gründung eine außerordentliche Aktivität gezeigt. Zunächst ergaben sich immer wieder Forschungsthemen aus der täglichen Praxis, was sich niederschlug in einer sehr großen Zahl wissenschaftlicher Publikationen und Vorträge auf nationalen und internationalen Tagungen und Kongressen. Darüber hinaus wurden größere Themenkomplexe

gemeinsam mit anderen Kliniken und Instituten bearbeitet, so zum Beispiel Probleme der Hirnwiderstandsmessung oder Fragen der Hirndruckregistrierung. Zur Zeit werden folgenden großen Forschungsthemen – gemeinsam mit anderen Kliniken des Klinikums – bearbeitet:

- zerebrovaskuläre Insuffizienz.
  Von der Tatsache ausgehend, daß die Zahl der Gefäßerkrankungen deutlich im Zunehmen begriffen ist, werden Diagnostik- und Therapiestandards erarbeitet, um den Patienten mit einem Schlaganfall rechtzeitg wirksam helfen zu können.
- Ballonkathetertechnik – das Ziel ist, bestimmte Gefäßveränderungen wie Angiome oder Aneurysmen durch intraarteriell eingebrachte Ballonkatheter verschließen zu können, ohne den Patienten durch eine größere Operation belasten zu müssen.
- Therapie des Schmerzes – in einer interdisziplinären zusammengesetzten Arbeitsgruppe werden die neurochirurgischen Methoden der Schmerzbekämpfung in ihrer Indikation und Technik untersucht und angewandt.
- Kombinationstherapie bösartiger Hirntumoren:
  Ausgehend von der bekannten Tatsache, daß die neurochirurgische Behandlung der infiltrierend wachsenden Hirngeschwülste nach wie vor unbefriedigend ist, wurde eine Therapiekombination entwickelt, die die operative Therapie mittels Leistungsultraschall verbindet mit einer postoperativen Nuklidtherapie, wobei das Nuklid CT-gesteuert in die Tumorhöhle eingebracht wird, um eventuell verbliebene Tumorreste zu zerstören.

Die Entwicklung der Neurochirurgischen Klinik hat sich parallel zum Aufwärtstrend des gesamten Klinikums vollzogen.
Wir werden unseren spezifischen Beitrag dazu leisten, daß sich dieser Trend – zum Wohle unserer Patienten – fortsetzen wird.

II. Institut für Anaesthesiologie und Kinderintensivtherapie

H.-F. Poppelbaum

Das II. Institut für Anaesthesiologie wurde am 1. Januar 1960 als 3. Anaesthesieabteilung des Magistrats von Groß-Berlin gegründet und betreut die Medizinischen Bereiche II–V des Klinikums Berlin-Buch mit den 8 operativen Kliniken anaesthesiologisch und intensivtherapeutisch. Dabei widmet sich die Abteilung für Kinderanaesthesie und Kinderintensivtherapie ausschließlich diesen besonderen Aufgaben am Kind. Die Anzahl der pro Jahr durchgeführten Narkosen beträgt ca. 12000.
Als weitere wichtige Versorgungsleistung ist zu gewähren, daß innerhalb des Rettungsbereiches B der Hauptstadt, der Schnellhilfewagen an 7 bis 8 Tagen im Monat im 24-Stunden-Dienst von den Mitarbeitern unseres Institutes besetzt wird.
Auf der Grundlage der Vielfalt der operativen Bereiche, die von den Mitarbeitern unseres Institutes anaesthesiologisch und intensivtherapeutisch betreut werden, entwickelte sich eine intensive wissenschaftliche Tätigkeit, die sich bis heute in Form von mehr als 350 Veröffentlichungen in nationalen und internationalen Zeitschriften sowie zahlreichen Buchbeiträgen und Übersetzungen sowie fast 500 Vorträgen niederschlägt. Von Mitarbeitern des Institutes sind 25 Buchübersetzungen von Standardwerken aus dem angloamerikanischen Raum veröffentlicht worden. Zehn A- und drei B-Promotionen sind abgeschlossen, drei weitere A- und drei B-Promotionen befinden sich in Vorbereitung.
Im Rahmen des Lehrstuhls für Anaesthesiologie und Intensivtherapie der Akademie für Ärztliche Fortbildung der DDR legen ca. 70 Kollegen jährlich ihre Facharztprüpfung ab. In der zentralen Facharzt-Kommission arbeiten drei Mitarbeiter des II. Instituts seit ihrer Gründung mit. Seit Bestehen des Institutes werden jährlich 14-tägige Facharztausbildungslehrgänge der Akademie für Ärztliche Fortbildung der DDR organisiert und durchgeführt, für welche unser Institut anerkannte Ausbildungseinrichtung ist. Weiterhin werden im April und im November jeden Jahres 14-tägige Gruppenhospitationen im Rahmen der Akademie für Ärztliche Fortbildung der DDR für Fachärzte für Anaesthesiologie und Intensivtherapie im Rahmen ihrer Weiterbildung organisiert und durchgeführt. Im Institut erfolgt einmal wöchentlich in Seminarform eine republikweite Vorbereitung der Kollegen auf das Anaesthesiefacharztkolloquium.
In Zusammenarbeit mit der Humboldt-Universität betreuen wir Studenten des IV. Studienjahres beim Erwerb fachspezifischer Kenntnisse.
2 × jährlich werden vom Institut DRK-Lehrgänge für die Bevölkerunsausbildung organisiert und durchgeführt.
Unsere Mitarbeiter erteilen im zweiten Jahrzehnt Unterricht in Physiologie und Anaesthesie an der Medizinischen Fachschule des Klinikums Berlin-Buch und sind als Dozenten für die Ausbildung von Fachschwestern bzw. Pflegern für Anaesthesie und Intensivtherapie an der Akademie des Gesundheits- und Sozialwesen des Magistrats mit verantwortlich.
Seit der Profilierung des Klinikums als Fortbildungszentrum der Akademie für Ärztliche Fortbildung der DDR, findet regelmäßig die postgraduale Weiterbildung von Fachärzten für Allgemeinmedizin und anderer Disziplinen durch unsere Mitarbeiter statt.
Mitarbeiter des Instituts haben in zum Teil langjährigen Auslandseinsätzen Solidarität mit Staaten der dritten Welt bewiesen. Des weiteren haben Kollegen aus mehreren europäischen und außereuropäischen Staaten längere Abschnitte ihrer Facharzt-Ausbildung an unserem Institut absolviert und stehen nach dem Kolloquium als Fachärzte ihren Ländern wieder zur Verfügung.
Mit der Entwicklung neuer diagnostischer und therapeutischer Verfahren wurde das Fachgebiet Anaesthesiologie und Intensivtherapie ein Bereich der Medizin, in welchem die Technik eine immer größere Bedeutung erlangt. Diese Tendenz wurde landesweit durch die Herausbildung des

Fachgebietes biomedizinische Technik zu einem selbständigen Zweig der Ingenieurwissenschaften deutlich. Wir haben diese Entwicklung aufmerksam verfolgt und verfügen heute über eine leistungsfähige Biomedizinische Abteilung in unserem Institut, die zum Teil auch wichtige Aufgaben für das gesamte Klinikum übernommen hat. Waren es Anfang der 70er Jahre vorwiegend Arbeiten an der Narkosegerätetechnik, so hat sich das Aufgabenspektrum beträchtlich erweitert. Es reicht von der Wartung und Instandhaltung der vorhandenen Technik über Modifizierung und Entwicklung von Geräten bis hin zur Einsatzvorbereitung der Mikrorechentechnik.
Mitarbeiter unseres Institutes sind seit vielen Jahren auch auf dem Gebiet der medizinischen Forschung aktiv. Aufgrund der langjährigen und erfolgreichen Zusammenarbeit mit dem Forschungsinstitut für Lungenkrankheiten und Tuberkulose wurden Mitarbeiter unseres Institutes vom Ministerium für Gesundheitswesen der DDR beauftragt, die anaesthesiologischen Aufgaben bei der Erstellung tierexperimenteller Modelle zur Lösung der Probleme der Lungentransplantation für die DDR zu übernehmen. Dieses Forschungsthema führte durch Untersuchungen der Ventilation, Diffusion, Lungenmechanik, Hämodynamik und Perfusion der transplantierten Lungen einschließlich der Charakterisierung des Surfactant-Systems und des von Euler-Liljestrand-Mechanismus zu neuen Erkenntnissen, die für eine erfolgreiche klinische Lungentransplantation bedeutsam sind. Nach erfolgreicher Beendigung dieses Themas im Jahre 1980 wurden weitere Forschungsaufträge bearbeitet.
Von besonderer Bedeutung war dabei das Thema „Experimentelle und klinische Untersuchungen zur Pathophysiologie und Therapie des akuten Atemnotsyndroms Neugeborener und Erwachsener". Tierexperimentell wurde für das Atemnotsyndrom des Neugeborenen eine neue analytische Technik erarbeitet, mit deren Hilfe es gelang, den positiven Effekt einer Surfactant-Instillation in unreifen Lungen nachzuweisen. Am tierexperimentellen Modell des Atemnotsyndroms des Erwachsenen wurde eine neue Form der Beatmungstechnik für die Behandlung schwerstgeschädigter Lungen erfolgreich entwickelt. Sie führt zu einer guten Oxygenierung in allen jenen Fällen, in denen zur Zeit angewendete Beatmungsmethoden einen ausreichenden Gaswechsel nicht mehr ermöglichen. Diese neue Beatmungstechnik wurde bereits mit sehr guten Erfolgen klinisch erprobt. Für das Atemnotsyndrom des Erwachsenen gelang es, den Surfactant-Verlust in der Lunge zu erklären. Diese Entdeckung führte zur Aufstellung einer neuen Therapieform (Ersatz des verlorengegangen Surfactants durch tracheale Installation), deren Wirkung tierexperimentell mit hoher Sicherheit nachgewiesen wurde.
Für das Atemnotsyndrom des Erwachsenen wurde international erstmalig demonstriert, daß durch die neu entwickelte Beatmungstechnik auch bei schwersten Erkrankungsfällen eine ausreichende Gasaustauschfunktion der Lunge erreicht werden kann. Unsere Idee, daß die Therapie des Atemnotsyndroms Erwachsener durch bronchiale Applikation von Surfactant möglich sein müßte, wurde tierexperimentell international erstmalig mit großem Erfolg bestätigt.
Die große gesundheitspolitische und humanitäre Bedeutung der neu entwickelten therapeutischen Methoden liegt in der weiteren Senkung der Sterblichkeit der an Atemnotsyndrom erkrankten Neugeborenen (bisher 40 bis 70 %) und der daran erkrankten Erwachsenen (bisher 50 bis 80 %).
Durch die experimentellen und klinischen Ergebnisse in der Therapie des Atemnotsyndroms nimmt die DDR auf einem der bedeutendsten und aktuellsten Gebiete der Intensivmedizin eine führende Position in der Welt ein.
Weiterhin wurde im Rahmen der langfristigen Vorbereitung auf die Einführung der Mikrorechentechnik in die Arbeitsbereiche unseres Institutes der Forschungsauftrag „Atemgase und Atemmechanik in der intra- und postoperativen Überwachungsphase" bearbeitet.
Dieses Thema war für uns mit dem Beginn des Aufbaus eines speziell auf anaesthesiologisch-intensivtherapeutisch adaptierten Mikrorechner-Systems verbunden.
Die gegenwärtig wissenschaftlichen For-

schungen beziehen sich auf Untersuchungen zur Anwendung der Hochfrequenzbeatmung im Experiment und in der Klinik. Durch den Bau dafür geeigneter Beatmungsgeräte in unserem Institut und tierexperimentelle sowie klinische Untersuchungen sollen die Voraussetzungen für die Anwendung dieser neuen Beatmungsmethode in der Anaesthesiologie und Intensivtherapie für die DDR geschaffen werden.
Im Rahmen der Grundlagenforschung erfolgt derzeit die Bearbeitung des Forschungsthemas „Klinisch-experimentelle Untersuchungen zum pH-Einfluß auf hämodynamische Parameter bei schweren respiratorischen und metabolischen Störungen".
In Gemeinschaftsarbeit mit der 1988 zu gründenden Technischen Universität Berlin ist vorgesehen, im Rahmen der Grundlagenforschung die Anwendungsprinzipien der Feucht-Meßtechnik zu analysieren und die für das Fachgebiet Anaesthesiologie und Intensivtherapie anwendbaren Meßverfahren und -methoden aufzubauen und einzuführen.
Im Rahmen der weiteren Profilierung des II. Institutes für Anaesthesiologie und Kinderintensivtherapie sind für die weitere Zukunft folgende Aufgaben vorgesehen:

- Einrichtung einer Schmerzsprechstunde zur Beratung von Patienten mit akuten und chronische Schmerzzuständen.
- Schaffung von Aufwachräumen für sämtliche operative Disziplinen.
- Vorbereitung der Einrichtung einer Intensivtherapiestation im MB II für Erwachsene, da die Operationsrisiken infolge immer größerer chirurgischer Eingriffe zunehmen.
- Verbreitete Anwendung der Mikroelektronik z.B. bei der computergestützten Überwachung der maschinellen Beatmung.
- Gezielte Anwendung von Hochfrequenzbeatmung und Injektorbeatmung.
- Rechnergestützte Protokollierung.
- Rechnergestützte Auswertung von Anaesthesieprotokollen.

Unserem Institut ist die Klinik für Kinderanaesthesie und -intensivtherapie angeschlossen, die spezifische Betreuungsaufgaben hat.
Im Bereich Kinderanaesthesie zeigt sich dabei eine steigende Versorgungsnotwendigkeit. Während anfänglich ca. 1500 Narkosen pro Jahr erforderlich wurden, liegen die Narkosezahlen gegenwärtig bei etwa 3000 pro Jahr. Durch Ausweitung des ambulanten Sektors in der Kinderchirurgie und Zuwachs junger Familien im Bereich des Klinikums Berlin-Buch wird eine weitere Steigerung auf 4000 bis 5000 pro Jahr zu erwarten sein.
Während früher mit häufig unzulänglichen oder provisorischen Mitteln vorwiegend Inhalationsanaesthesien angewendet wurden, sind in den letzten Jahren zunehmend neue Narkoseverfahren für das Säuglings- und Kindesalter eingeführt und die anaesthesiologische Technik ist für Neugeborene, Säuglinge und Kleinkinder adaptiert worden.
Aufgaben für die nächsten Jahre ergeben sich aus der Einführung neuer Narkoseverfahren mit vorwiegend nicht verdampfbaren Narkosemitteln, Verbesserung des intraoperativen Monitorings sowie der narkosetechnischen Ausrüstung.
Im Arbeitsbereich Kinderintensivtherapie, der für die gesamte DDR beispielgebend ist, werden jährlich etwa 200 vital bedrohte Kinder aller Altersstufen betreut.
Nach Übernahme der neonatologischen Patienten durch die II. Kinderklinik hat sich das Profil in Richtung kinderchirurgischer und pädiatrischer Grundkrankheiten verschoben, wobei die Behandlung der respiratorischen Insuffizienz im Vordergrund steht. Die Notwendigkeit des Einsatzes modernster Beatmungstechnik, unter Einbeziehung der Hochfrequenzbeatmung, hat auch im Kindesalter bei der Behandlung schwerer respiratorischer Insuffizienzen eine Schlüsselfunktion inne.
Einen wesentlichen Beitrag zur Senkung der Säuglings- und Kindersterblichkeit stelle die postoperative Betreuung von chirurgischen Risikopatienten sowie die intensivtherapeutische Fortführung der Behandlung bei spezifischen Infektionskrankheiten des Kindesalters und schweren Pneumonien dar.

Fachgebiet Sinnesorgane

Augenklinik

G. J. Goder

Zur Gründungszeit des Klinikums stand die Klinik unter Leitung von Prof. Kittel, einem Schüler von Comberg und Velhagen. Viktor Kittel führte die Mikrochirurgie in Buch ein, als fast alle Universitätskliniken der DDR mit diesem zukunftsträchtigen Sproß der Ophthalmochirurgie noch nicht begonnen hatten. Er hatte sich durch Monographien über die Durchblutung des Auges und über die Therapie in der Augenheilkunde einen Namen gemacht und legte großen Wert darauf, daß Therorie und Praxis in der Klinik eine Einheit bildeten und die Mitarbeiter sich Gedanken um eigene wissenschaftliche Beiträge für die Weiterentwicklung des Faches machten. Seine Vorgänger waren Prof. Günther, der einem Ruf auf den Lehrstuhl in Greifswald gefolgt war. Er hatte das erste Gerät der DDR zur objektiven Sehschärfenbestimmung entwickelt und war der erste Vertreter der DDR in der in der Europäischen Gesellschaft für Ophthalmopathologie (EOPS), ein hervorragender Keratoplastiker. Sein Nachfolger im Bucher Amt Dr. Koch, ein Mann der Praxis und der verantwortungsbewußten klinischen Arbeit. Sie alle haben in der Bucher Klinik bis heute wirkende Spuren hinterlassen.
Nachfolger des früh verstorbenen Prof. Kittel wurde Prof. Lommatzsch, auch er aus der Charité kommend, auch er Velhagenschüler. Unter Lommatzsch entwikkelte sich die Klinik zu einem Zentrum der Ophthalmoonkologie von europäischem Rang, gipfelnd im ersten internationalen Symposium über Onkologie in der Augenheilkunde, das seinen Niederschlag in einem von Lommatzsch und Blodi (USA) edierten voluminösen Verhandlungsbericht fand. In der Vorbereitung und Organisation dieses Weltkongresses im Schweriner Schloß bestanden die Mitarbeiter der Klinik ihre wissenschaftliche Feuertaufe. Unter Lommatzsch wurden die ersten intraokularen Kunstlinsen der zweiten Generation in der DDR in Kooperation mit dem Moskauer Institut für Mikrochirurgie des Auges implantiert. Es begann ein reger Erfahrungs- und Mitarbeiteraustausch zwischen den beiden führenden Einrichtungen ihrer Länder. Peter Lommatzsch hatte seine radiologische Ausbildung unter Fritz Gietzelt erhalten. Eine Gastprofessur führte ihn kurz vor seiner Berufung auf den Leipziger Lehrstuhl in die USA.
Heute steht die Klinik ebenfalls unter Leitung eines Velhagenschülers. Seine Facharztausbildung für pathologische Anatomie hatte er unter Eck in Leipzig begonnen und unter Kettler in Berlin abgeschlossen. Zu seinen klinischen Lehrern hatte Max Bürger gehört.
Der Stellenplan der Klinik sieht einen Direktor, zwei Chefärzte und 14 Fachärzte vor, darunter 5 Oberärzte sowie einen promovierten Physiker. Sie bildet zur Zeit 10 Facharztkandidaten weiter. Sie verfügt über 54 Betten auf zwei Stationen und 1 bis 2 Aufwachbetten in der Operationsabteilung, deren Herzstücke ein Möller-Wedel-Mikroskop mit Maquet-Tisch und Farbfernsehvideokette sind. Letztere ist eine wichtige Grundlage für die Ausbildung der Operateure und die Weiterbildungskurse im Rahmen der Akademie für Ärztliche Fortbildung. Die Operationsabteilung wurde vor 5 Jahren durch eine großzügige Rekonstruktion des Anforderungen moderner Ophthalmomikrochirurgie angepaßt und zählt durch ihre guten baulichen und gerätetechnischen Voraussetzungen zu den besten der DDR. Sie ermöglichte uns als erste Klinik in der DDR die Einführung der geplanten extrakapsulären Kataraktextraktion unter Erhaltung der hinteren Linsenkapsel mit Implantation von künstlichen Linsen in die hintere Augenkammer.
Auf die Bedeutung des Kataraktproblems war der heutige Klinikleiter bei seinem

mehrmonatigen Arbeitsaufenthalt in Indien bereits vor 20 Jahren aufs nachdrücklichste hingewiesen worden.
Die Klinik konnte in den letzten Jahren durch Verkürzung der stationären Behandlungszeiten ihre Leistungen steigern. 1985 wurden 888 Patienten stationär behandelt, 1986 waren es 1020. Durch die Poliklinik gingen 1985 14687 Patienten, 1986 waren es 14981. Die Anzahl der gesamten Konsultationen stieg von 1985 von 34076 im Jahre 1986 auf 35712: 1986 überschritt die Anzahl von Operationen erstmals die Tausendermarke. In den letzten Jahren hatte naturgemäß aus dem neuen Klinikprofil resultierend die Kataraktchirurgie einen großen Aufschwung genommen. Seit 1985 steigt die Jahresleistung auf diesem Gebiet um mehr als 30 %. Das bedeutet eine hohe Leistungszunahme für alle Mitarbeiter, denn die Operationszeiten sind mit der neuen anspruchsvollen Methode um das Dreifache angestiegen, und die neue Technik erfordert einen hohen Grad an Einfühlungsvermögen und an verantwortungsbewußter Pflege der kostspieligen Geräte und Instrumente. Es ist herzerfrischend und stimulierend, wie einsatzfreudig sich alle Mitarbeiter diesen neuen Aufgaben gestellt haben.
Ihren wachsenden Aufgaben konnte die Klinik ferner durch eine klare Gliederung ihrer Struktur nachkommen. Sie verfügt über eine Spezialabteilung für Retinologie, deren Leiterin zu einem einjährigen Studienaufenthalt in den USA weilte, über eine Abteilung physiologische Optik, deren Leiter Optiker und Augenarzt zugleich ist, ein Labor für ophthamologische Ultraschalldiagnostik, deren Leiterin über die größte Erfahrung auf diesem Gebiet im Berliner Raum verfügt und über eine Abteilung für Orthoptik und Pleoptik, deren Leiterin Erfahrungen in der Spezialklinik für Kinderopthtalmolgoe in Krakau sammeln konnte, der einzigen Klinik dieser Art in Europa. In einer im Aufbau befindlichen Abteilung für ophthalmologische Technik und Instrumentenkunde besteht als einziger in der Welt die Möglichkeit, exakte Schärfe- und Kräftemessungen an ophthalmomikrochirurgischen Instrumenten vorzunehmen. Viele Neuentwicklungen und Patente aus dieser Abteilung fließen ebenso wie solche aus der Abteilung für physiologische Optik in den täglichen Klinikablauf unmittelbar ein.
Ferner verfügt die Klinik über Spezialdispensaire für Glaukom, intraokulare Kunstlinsen und Tumoren. Auf dem Gebiet der Tumorbetreuung nimmt die Klinik Spezialaufgaben für das gesamte Nordterritorium der DDR ein. Sie pflegt in der Tumordiagnostik und -therapie eine enge Zusammenarbeit mit der Akademie der Wissenschaften und der Nuklearmedizinischen Klinik, der Neurochirurgischen Klinik und der Hals-Nasen-Ohren-Klinik. Sie führt als einzige in der DDR die computertomographiegestützte Nadelbiopsie von raumfordernden Prozessen der Orbita durch. Je nach Lage von Orbitatumoren werden Orbitaoperationen gemeinsam mit dem Neurochirurgen oder dem Rhinologen durchgeführt. Neue Methoden wurden auf dem Gebiet der plastischen Chirurgie in Zusammenarbeit mit der Hals-Nasen-Ohren-Klinik eingeführt. Als sehr fruchtbringend erweist sich die räumliche Nähe dieser Kliniken, der gute persönliche Kontakt ihrer Mitarbeiter, die Arbeit im Kopfschmerzzentrum und die leitungsmäßige Zusammenfassung der Kopfkliniken mit Abstimmung von Arbeit- und Forschungsplänen.
Die Klinik verfügt über zahlreiche spezielle Untersuchungsmethoden, so über die Dynamometrie und die Kapillarddynamometrie sowie über die Prüfung des Kontrassehens, die mit selbstentwickelten Geräten betrieben werden. Die Einführung der Laser-Chirurgie ist personell und räumlich in Vorbereitung. Die Elektroretinographie entspricht allerdings nicht mehr den modernen Anforderungen. Sie kommt heutzutage ohne Importmittel nicht mehr aus.
Durch die gute Kooperation mit den beiden Bucher Pathologischen Instituten und durch den hohen Entwicklungsstand der Intensivmedizin im Bucher Raum bestehen günstige Voraussetzungen für die Hornhautspende. Deshalb laufen von Buch aus starke Bemühungen um eine Verbesserung der Keratoplastikergebnisse auf immunologischer und apparativer Grundlage.
Als einzige Klinik im RGW-Maßstab verfügen wir über eine Scheimpflugkamera zur exakten Messung von Linsentrübungen

und zur Biometrie der vorderen Augenabschnitte auf optischer Basis.
Diese Kamera kam bislang bei einer abgeschlossenen internationalen Großstudie über Arzneimittelnebenwirkungen an der Linse des menschlichen Auges zum erfolgreichen Einsatz.
An die Klinik ist das Amt des Schatzmeisters der Gesellschaft der Augenärzte der DDR gebunden, das Amt des Schriftführers und zeitweiligen Vorsitzenden der Berliner Augenärztegesellschaft, einschließlich Mitarbeit im Vorstand der Gesellschaft der Augenärzte der DDR, ferner die Mitarbeit im Zentralen Gutachterausschuß der DDR in Fragen der Augenheilkunde. Die Klinik ist Sitz des Konsultationszentrums für Ophthalmopthologie der WHO. Aus dieser Mitarbeit ging eine Monographie über die einheitliche Nomenklatur der Augentumoren hervor, in deren Dienst auch eine Gastprofessur in den USA stand. Die Klinik ist Arbeitssitz des Regionalmitglieds für die sozialistischen Länder in der Europäischen Ophthalmopathologischen Gesellschaft (EOPS).
Der Klinik kommen damit besondere Verpflichtungen bei der Pflege der Ophthalmopathologie im RGW-Maßstab zu. Sie betreut Hospitanten aus diesen Ländern und ist mitverantwortlich für internationale Symposien über Ophthalmopathologie, deren erstes in Potsdam stattfand mit Nachfolgesymposium in Moskau und Varna. In Vorbereitung ist eines in Ungarn.
Die vielseitigen wissenschaftlichen Bestrebungen der Mitarbeiter der Klinik finden unter anderem darin ihren Ausdruck, daß unter Mitarbeit der Klinik eine internationale Zeitschrift für Forschung in der Augenheilkunde herausgegeben wird und eine nationale Zeitschrift für Probleme des Blinden- und Sehschwachenwesens. Aus der Klinik gingen in den letzten 3 Jahren zwei Beiträge in internationalen Handbüchern hervor, darunter einer über Neuropathologie des Auges. Ein solches Kapitel wurde zum ersten Mal im Weltschrifttum geschrieben. Unter drei Büchern aus der Klinik befindet sich das erste Handbuch der DDR über Ophthalmopathologie und über Immunpathologie des Auges. Eine Schrift der Akademie der Wissenschaften der DDR aus der Klinik beschäftigt sich mit den Beziehungen des HLA-Systems zum Auge. In den letzten beiden Jahren entstammten der Klinik 25 Artikel in Fachzeitschriften und 47 Vorträge auf Tagungen, darunter 5 auf internationalen. Klinikarbeitern wurden zahlreiche Tagesvorsitze auf Tagungen im nationalen und internationalen Rahmen übertragen. Forschungsarbeiten galten der Wundheilung am Auge, der ophthalmologischen Tumorforschung und der Kataraktforschung.
In Arbeit sind 3 Promotionen B, zwölf A, und 5 Promotionen A konnte in den vergangenen zwei Jahren abgeschlossen werden.
Allmonatlich findet ein Bucher Augenärztenachmittag statt. Jede Woche ist ein Fortbildungsnachmittag den Klinikarbeitern vorbehalten.
Großer Wert wird auf Fremdsprachenkenntnisse der Mitarbeiter gelegt. Es bestehen Verständigungsmöglichkeiten in Russisch, Englisch, Französisch, Tschechisch, Spanisch und Polnisch, die nicht nur der wissenschaftlichen Arbeit zugute kommen, sondern auch dem Kontakt mit ausländischen Patienten und Kollegen. Daher sind die internationalen Beziehungen der Klinik sehr weit gespannt. Dienstreisen führten Klinikmitarbeiter in die Sowjetunion, in die VR Polen, in die ČSSR, in die VR Ungarn und Bulgarien, nach Finnland (Gastdozentur), in die USA (Gastprofessur), nach Österreich, in die Schweiz, nach Japan, auf die Philippinen, nach Schweden, die Niederlande, nach Dänemark und Großbritannien sowie Schottland und Italien, nach Jugoslawien, in die BRD und nach Kanada. Mit der Sowjetunion verbinden uns zwei Kooperationsverträge, enge fachliche Kontakte erstrecken sich nach Österreich, nach Finnland, Polen, Ungarn und in die ČSSR. Die Beziehungen zur Bundesrepublik fanden ihren Ausdruck in einer Kooperation bei einer internationalen Toxizitätsstudie.
Als neues Gebiet liegt vor uns die refraktive Mikrochirurgie des Auges. Auch sie wird in Kooperation mit sowjetischen Partnern geplant. Als Nahziel wurde die Behandlung optisch schwer korrigierbarer Astigmatismusformen anvisiert.
Mit unseren Bemühungen sind wir bestrebt, einen in die Zukunft reichen Beitrag

für die Entwicklung der Ophthalmologie zu leisten, für die es gerade in der DDR und im Bucher Raum eine hohe historische Verpflichtung gibt. Eine solche Einheit von theorie- und praxisverpflichtetem Wirken hat sich gerade in der Ophthalmologie wie in vielen sich rasch entwickelnden Disziplinen der Medizin als tragfähigstes Fundament einer aktuellen Betreuungsfunktion mit hoher Erfolgsaussicht erwiesen.

Hals-Nasen-Ohren-Klinik

W. Kup

Zur Zeit der Gründung des Klinikums war die HNO-Klinik gerade in einem Entwicklungsschub begriffen. Hervorgegangen aus der HNO-Abteilung eines Reservelazaretts des zweiten Weltkrieges, wurde sie 1947 (Dozent Dr. med. Vogel) gegründet und 1950 (Chefarzt Dr. med. Stoll) in das Hufeland-Krankenhaus verlegt.

Kurz vor 1963 erfuhr die Klinik eine Erweiterung der Bettenzahl (Chefarzt Dr. med. Walter), hauptsächlich durch Zuordnung einer eigenen Kinderstation. Mit diesen nunmehr 80 Betten gehörte sie zu den großen stationären HNO-Einrichtungen des Landes, wenn auch mit noch begrenzten Therapiespektrum. 1965 wurde Dozent Dr. med. Kup von der Berliner Universitätsklinik, der schon 6 Monate lang kommissarisch die Klinik geleitet hatte, Chefarzt.

Ein Umbau im Hause 203 mit der Schaffung kleinerer 3-Bettenzimmer 1966/67 verbesserte die Bedingungen für die Patienten. 1976 wurden die beiden Operationssäle generalüberholt und modernisiert. Es stehen 3 Operationstische zur Verfügung.

Von 1963 bis 1985 ist die Zahl der jährlich durchgeführten Operationen von 2100 auf 2400 angestiegen, wobei der Rückgang der kleinen Chirurgie des Faches bemerkenswert ist. So verzeichnen die Operationsbücher im Jahre 1963 noch 1675 Tonsillektomien (76 % aller Operationen), während es 1985 nur noch 390 waren (15 %).

Diese durch veränderte Indikationsstellung in der gesamten DDR festzustellende Erscheinung ist an der Bucher Klinik besonders deutlich ausgeprägt. Damit verbindet sich keine Verschlechterung der Versorgungsleistung, da spezialisierte Eingriffe, insbesonders bei Tumoren, mikrochirurgischen Operationen und plastisch-rekonstruktiven Indikationsstellungen an der Klinik im gleichen Zeitraum um das 10fache angestiegen sind (1985: 170 Tumorbehandlungen). Einen ebenfalls erheblichen Anstieg verzeichnet die hörverbessernde Mittelohrchirurgie von ursprünglich 80 auf jetzt 2000 Eingriffe pro Jahr. Trotz der mit diesem Wandel verbundenen verlängerten Liegedauer der Patienten und trotz einer, allerdings geringfügigen, Reduzierung der Bettenzahl durch Funktionsänderungen einiger Räume ist es gelungen, die Zahl der stationär behandelten Patienten stabil zu halten (1963: 2119, 1985: 2012). Die Klinik ist heute in der Lage, mit Ausnahme der an einem Zentrum konzentrierten Operationen am inneren Gerhörgang und der Mittelohrmißbildungen, alle das Fachgebiet betreffenden chirurgischen und konservativen Behandlungsmethoden auszuführen. Eine wichtige Erweiterung der Behandlungsmöglichkeiten kam durch die Einstellung eines Facharztes mit Qualifikation für Kieferchirurgie und HNO zustande.

Die Klinik ist somit ein Fachzentrum für die Hauptstadt und die nördlich angrenzenden Gebiete. Das gilt auch für die chirurgische Rehabilitation reanimationsbedingter Kehlkopf-Trachealstenosen, von denen bisher etwa 150 an unserer Klinik behandelt worden sind. Mit dieser Entwicklung ging notwendigerweise eine entsprechende Qualifizierung von Mitarbeitern in hochspezialisierten Teilgebieten einher. Die letzten erzielten Fortschritte konnten durch die Einführung endoskopischer Diagnose- und Operationsverfahren im Bereich der oberen Atemwege erzielt werden, was sowohl zur funktionell schonenden Sanierung von Entzündungsprozessen als auch zur frühen Tumorerkennung beiträgt.

Eine positive Bilanz kann auch die fachklinische Ambulanz aufweisen, ungeachtet der sehr schwierigen äußeren Bedingungen, unter denen sie seit 1963 arbeitet. Mit den in den letzten Jahren erreichten 9000 Neuzugängen und 12000 Konsultationen ist die technisch zu bewältigende Höchstgrenze erreicht. Die rasche Vergrößerung des Ortsteiles Berlin-Buch und die offensichtlich gewordene Notwendigkeit, als Konsultationspunkt für auswärtige Fachärzte zu dienen, wird in der Perspektive zu qualitativen und quantitativen Erweiterungen der ambulanten Arbeit führen müssen.

Heute schon stellt die Größe des Klinikums und die Vielzahl der dort vertretenen Fachgebiete große Aufgaben an die interdisziplinäre Kooperation. So machen Fachärzte unseres ambulanten Bereiches Monat für Monat etwa 350 Konsultationen an den Betten anderer Kliniken und der im Ortsteil Buch vorhandenen Feierabendheime. Die Steigerung der Anforderungen an die fachspezifische Betreuung hat verständlicherweise in diesen 25 Jahren die Neueinführung von diagnostischen und therapeutischen Verfahren sowie strukturelle Veränderungen in der Klinik notwendig gemacht. Neben der allgemein zugänglichen HNO-Sprechstunde wurden spezielle Beratungen eingeführt für Tumorpatienten, für Patienten mit hörverbessernden Operationen, für Vorbereitung und Nachsorge plastisch-chirurgischer Eingriffe, für Patienten mit Allergien der oberen Atemwege oder anderen rhinologischen Problemen und für Stimm- und Sprachstörungen. Alles das gab es 1963 noch nicht. Des dringenden Bedarfes wegen wurde im Jahre 1974 eine Phoniatrische Abteilung neu gegründet und hat einen rasant steigenden Zuspruch erfahren:
Kamen 1975 insgesamt 611 Patienten zur Beratung, waren es 1985 bereits 2360.
Im Entstehen begriffen ist z. Zt. eine Rhinologische Abteilung, die infolge der fühlbar ansteigenden Patientenzahl mit Allergien der oberen Atemwege und der zunehmenden Bedeutung exogener Schleimhautirritationen erforderlich geworden ist. Diese Abteilung verfügt über einen rhinomanometrischen Meßplatz, über die Möglichkeiten der Olfaktometrie und Gustometrie sowie über Testverfahren zur Erkennung der Allergene. Die Therapie dieser Patientengruppe umfaßt sowohl konservative wie auch chirurgische Methoden. Sie ist ein wichtiger Partner in der interdisziplinären Arbeitsgruppe für Kopfschmerzpatienten. Im Versuchsstadium sind noch die Bemühungen von Mitarbeitern der Klinik auf dem Gebiet der Akupunktur und Manualtherapie.
Die Abteilung für Funktionsdiagnostik ist sowohl für den ambulanten wie auch den stationären Bereich der Klinik von größtem Wert. Die zunehmende Zahl der Untersuchungen und die angestiegene Vielfalt der Methoden spiegelt die Entwicklung wieder. So ist z. B. im Berichtszeitraum die Zahl der Audiogramme von 1700 auf 4200 angestiegen. Die Einführung otoneurologischer Untersuchungen liegt noch nicht so lange zurück. 1985 waren es 470. Die Verbesserung gerade dieses wichtigen Bereiches mit Hilfe neue Medizintechnik und verbesserter Qualifikation der Mitarbeiter wird einer der Schwerpunkte der nächsten Jahre sein.
Die zahlreichen fachlichen Berührungspunkte der Hals-Nasen-Ohrenheilkunde mit anderen medizinischen Fachgebieten erfordern eine enge Kooperation. Genannt seien nur die Zusammenarbeit mit dem I. Institut für Anaesthesie und Intensivmedizin (Problem der prolongierten Intubation und Tracheotomie, Hypophysenchirurgie), mit der Augenklinik (Siebbeinorbitachirurgie, Lidplastiken), mit den Kinderkliniken (Infekte der oberen Atemwege und des Ohres, Säuglingsstridor, Ösophagusverätzungen), mit der Klinik für Kinderchirurgie (angeborene Ösophagusdefekte) und der Abteilung für Hämatologie (Biopsien bei Bluterkrankungen). Partner außerhalb des Klinikums sind die Thoraxchirurgische Abteilung des Forschungsinstitutes für Lungenkrankheiten (intrathorakale Trachealstenosen) und das Zentralinstitut für Arbeitsmedizin (Berufskrankheiten des Ohres und der oberen Atemwege, berufsbedingte Tumoren).
Eine interessante und praxisnahe Aufgabe ist die Mitarbeit von Kollegen der HNO-KLinik in der Arbeitsgruppe „Kopfschmerz“ des Klinikums.
Auf Grund der gewachsenen Aufgaben und der zentralen Stellung der Klinik im System der ärztlichen Weiterbildung wurde 1982 eine neue Leitungsstruktur eingeführt mit Chefärzten für den ambulanten und stationären Versorgungsbereich unter Leitung des Klinik-Direktors.
Hinsichtlich der Lehraufgaben hat die HNO-Klinik in den letzten 25 Jahren wechselhafte Aufgaben erfüllt. Zunächst einmal sei angemerkt, daß in dieser Zeit 27 Ärzte zu Fachärzten für HNO weitergebildet wurden, von denen jetzt 6 leitende Funktionen im Gesundheitswesen der Hauptstadt und der DDR ausüben. In den letzten Jahren waren fast ständig ausländische Kollegen zur Weiterbildung oder zu Teilaus-

bildungen an der Klinik. Mit der Berufung eines Dozenten der Humboldt-Universität als Chefarzt kam 1965 auch eine entsprechende Aufgabe in der Studentenausbildung an die Klinik. 3 Jahre lang wurden Hauptvorlesungen, Seminare und Untersuchungskurse durchgeführt, was zunächst einmal die ärztlichen Mitarbeiter vor ganz neue, ungewohnte Aufgaben stellte. Ihren kollektiven Bemühungen ist es zuzuschreiben, daß dieser Auftrag mit hoher Qualität erfüllt werden konnte, wie die Abschlußprüfungen zeigten. Die Lehrverpflichtungen an der Humboldt-Universität endeten mit der Berufung des Chefarztes der Klinik als Professor auf den Lehrstuhl für HNO an der Akademie für Ärztliche Fortbildung im September 1972. Damit änderte sich das Profil des Unterrichtes grundsätzlich. Es geht jetzt um die Organisation und Förderung der Weiterbildung junger Ärzte in der gesamten DDR zu Fachärzten für HNO und um die Auffrischung und Aktualisierung von Kenntnissen und Fertigkeiten bei älteren, in der Praxis stehenden Fachärzten.
Mit Unterstützung einiger Hochschuleinrichtungen, aber mit voller organisatorischer und wissenschaftlicher Verantwortung der Klinik wurden seit 1972 34 zentrale Weiterbildungslehrgänge vorbereitet und durchgeführt, an 17 Lehrgängen anderer Fachgebiete mitgewirkt und in jedem Jahr 4 bis 5 Gruppenhospitationen für jeweils 2 Wochen für HNO-Ärzte angeboten. Seit der Beauftragung des Klinikums als Fortbildungszentrum der Akademie beteiligt sich die Klinik an Gruppenhospitationen für Allgemeinmediziner. Vorbereitet werden solche für Pädiater, Stomatologen und anderer klinische Fachgebiete. Darüber hinaus halten sich fast ständig Einzelhospitanten an der Klinik auf z. T. in Vorbereitung auf das Facharztkolloquium, das zentral für die ganze Republik an der Klinik durchgeführt wird. Die Zahl der hier geprüften Fachärzte seit 1972 liegt über 600. Besondere Aufmerksamkeit widmeten die älteren Mitarbeiter der Klinik in den letzten Jahren den Promovenden. Seit 1972 konnten 35 den akademischen Grad eines Doktors der Medizin erwerben.
Die wissenschaftliche Arbeit der Klinik betrifft vorwiegend klinische Untersuchungen auf dem Gebiet der Onkologie, auf epidemiologischem, und therapeutischem Gebiet der Kehlkopf-Trachealstenosen, auf dem Gebiet der berufsbedingten Schleimhautschäden und Tumoren der oberen Atemwege, auf dem Gebiet der Organisation und Leistungskontrolle in der ärztlichen Weiterbildung. Eine ständige wissenschaftliche Mitarbeit findet in einer RGW-Arbeitsgruppe auf dem Gebiet der Kopf- und Halstumoren statt (internationale Arbeitsberatung an der Klinik 1983) sowie in den Sektionen für Onkologie, Audiologie und Rhinologie der Gesellschaft für Oto-Rhino-Laryngologie und zervikofazile Chirurgie.
Mehrere z. T. international angelegte Arzneimittelerprobungen wurden durchgeführt.
Die Zahl der von Mitarbeitern der Klinik erschienenen Publikationen liegt bei 110, die Zahl der gehaltenen Vorträge ist sehr groß. In 5 Fällen wurden Hauptvorträge auf internationalen Kongressen gehalten. Mitarbeiter der Klinik haben an 6 Büchern mitgearbeitet, die in der DDR erschienen sind.
Diese erfreuliche Bilanz ist für die Mitarbeiter der HNO-Klinik kein Anlaß zum Ausruhen. Sie überschreiten vielmehr die Grenze der 25jährigen Existenz des Klinikums mit der Absicht, im Interesse der Patienten und der Erhaltung des in dieser Zeit erworbenen Ansehens und Vertrauens, Umfang und Qualität der medizinischen Betreuung, der Weiterbildungsaufgaben und der wissenschaftlichen Arbeit kontinuierlich weiterzuentwickeln.

Fachgebiet Pädiatrie

4 Kliniken und Institute

Institut für Infektionskrankheiten im Kindesalter
II. Kinderklinik
III. Kinderklinik
Klinik für Kinderchirurgie

Den Kliniken zugeordnet sind die Fachambulanzen.

Statistik: 1986	
Planbetten	621
stationär behandelte Patienten:	10281
im Fachgebiet tätige Ärzte	76

Institut für Infektionskrankeiten im Kindesalter

H. Scholz, H. Mochmann, H. Padelt

Als das Klinikum Berlin-Buch im Jahre 1963 gegründet wurde, gab es unser Institut noch nicht in seiner heutigen Strukturform. Aber sein jetziger klinischer Bereich und sein jetziger experimenteller Bereich waren in Gestalt der damaligen I. Kinderklinik bzw. in Gestalt der Arbeitsstelle für Infektionskrankheiten der Akademie der Wissenschaften bereits präexistent. Beide Einrichtungen wurden in Personalunion von Professor Ocklitz geleitet, und die Aufgabenstellungen der beiden Einrichtungen waren bereits die gleiche, die auch das 1969 aus diesen hervorgegangene Institut für Infektionskrankheiten im Kindesalter hat: Klinische Praxis und Forschung auf dem Gebiet der Infektionskrankheiten. Das konnte natürlich nicht auf allen Gebieten der Infektologie in gleicher Weise getan werden. Es waren Schwerpunkte zu setzen, die sich im Laufe der Zeit auch gewandelt haben.

In experimentellen Bereich wurde zunächst über Pertussis gearbeitet. Es wurden diagnostische Schnellverfahren entwickelt, erprobt und eingesetzt. In Modellversuchen wurde ein ballastarmer Impfstoff hergestellt, der allerdings, obwohl er bis zur Patentreife gebracht worden war, nicht weiter bearbeitet werden konnte.

Ein weiteres frühes Arbeitsgebiet waren die E.-coli-Untersuchungen. Auch hier kam es zu einer Impfstoffentwicklung. Aufgrund der langjährigen Erfahrungen mit der Bakteriologie von E. coli wurde das E.-coli-Laboratorium des IIK im Jahre 1976 vom Ministerium für Gesundheitswesen als Referenzlaboratorium für E. coli benannt und in der Folgezeit entsprechend ausgebaut. Dieses hat die Aufgabe, für die ganze DDR E.-coli-Stämme zu differenzieren und zu typisieren und die E.-coli-Infektionen zu überwachen.

Eine weitere vom MfG übertragene Aufgabe ist die Überwachung der Meningokokken-Infektionen in der DDR, die in einem eigens dafür hergerichteten Zentrallaboratorium geschieht.

In der Morbiditätsstatistik der Infektionskrankheiten in der DDR stehen die Durchfallerkrankungen nach den ARE an zweiter Stelle; 80 bis 90 % aller gemeldeten Durchfallerkrankungen bleiben ätiologische unaufgeklärt. Die Bearbeitung dieser Problematik wurde zur langjährigen Hauptaufgabe des experimentellen Bereichs des IIK. Neben Untersuchungen zur besseren Charakterisierung von bekannten Enteritiserregern, galt es dabei vor allem, nach neuentdeckten Erregern zu fahnden und die entprechenden Untersuchungsmethoden aufzubauen und einzuführen. Vom IIK wurden auf diese Weise die ersten Rotavirusinfektionen, die ersten Campylobacter-jejuni-Infektionen und die ersten Kryptosporidien-Infektionen in der DDR nachgewiesen. Für die Rotavierusdiagnostik wurde ein ELISA-Kit entwickelt und für die Campylobacter-Diagnostik ein Verfahren zur Routinediagnostik. Beide Methoden wurden von verschiedenen Laboratorien in der DDR übernommen. Für die Kyptosporidien-Diagnostik wird gegenwärtig versucht, ein Nachweisverfahren zur Routinediagnostik aufzubauen.

Zur Aufklärung einer möglichen pathogenen Bedeutng von pathogenen und fakultativ pathogenen Darmkeimen ist jedoch die reine Speziesdiagnose nicht mehr ausreichend. Es müssen auch Virulenzmerkmale und epidemiologische Marker bestimmt werden. An Virulenzmerkmalen wurden besonders die Enterotoxine von E. coli und Staphylococcus aureus untersucht. Während nachgewiesen wurde, daß die enterotoxigenen E. coli in der DDR keine große Bedeutung haben und eigentlich nur als Infektionen von Auslandsreisenden bei uns vorkommen, konnten über die Bedeutung der Staphylokokkenenterotoxine genauere ökologische Studien mit selbsthergestellten Antiseren erfolgen. Die Bestimmung der Enterotoxine der Staphylokokken wurde in das epidemiologische Überwachungsprogramm der DDR aufgenommen. Auf dem Gebiet der Campylobacter-Untersuchungen ist besonders die Untersuchung epidemiologischer Zusammenhänge

wichtig. Hierzu wurde im IIK die Methode der Serotypisierung von Campylobacter-Stämmen eingeführt, mit der Campylobacter-Stämme aus allen einschlägigen Laboratorien der DDR typisiert werden.
Um die Verbindung des experimentellen Bereichs zur medizinischen Praxis noch enger zu gestalten, wurde 1987 ein Labor für klinische Mikrobiologie gegründet. Hier werden Methoden für die spezialisierte infektiologische Betreuung durchgeführt, wie die Bestimmung der minimalen Hemmkonzentration und der minimalen bakteriziden Konzentration sowie der Serum- und Liquorspiegel von Antibiotika. Weiter werden Streptokokken und H. influenzae typisiert, und bei Vorliegen einer unerwarteten Resistenz von Bakterien wird nach deren Ursache gefahndet.
Im klinischen Bereich des IIK werden fünf Stationen mit 142 Betten vorwiegend Kinder mit schweren und seltenen Infektionskrankheiten und Verdacht darauf sowie mit tropischen Infektionskrankheiten und mit Impfzwischenfällen aus der Hauptstadt und der Republik betreut. Dafür stehen verschiedene Spezialabteilungen zur Verfügung, wie das Infektiologisch-immunologische Labor, in dem spezielle Liquoruntersuchungen und ein CRP-Schnelldienst durchgeführt werden. Weiter gibt es eine EEG- und eine Endoskopieabteilung. Die Dispensarie-Abteilung für Kinder mit Infektionskrankheiten und die Untersuchungsstellen für Kinder, die in tropische Länder reisen, helfen, eine spezialisierte ambulante Betreuung abzusichern. Schließlich werden von der Zentralen Impfberatungsstelle aus in Zusammenarbeit mit der Abteilung Hygiene beim MfG für die gesamte Republik viele Probleme bearbeitet und praxisnah gelöst.
Eine besondere Bedeutung hat die Endoskopieabteilung erlangt, weil sie praktisch die einzige Kinderendoskopieabteilung in der DDR ist, in der alle im Kindesalter wichtigen gastroenterologischen endoskopischen und bioptischen Methoden durchgeführt werden, so daß aus der ganzen Republik Kinder zur Untersuchung überwiesen werden und Kinder mit einer chronischen Kolitis und chronischen Hepatitis in einmaliger Konzentration betreut werden können.
Von der wissenschaftlichen Arbeit des klinischen Bereichs sind vor allem Arbeiten im Rahmen des immateriellen Exports und bei der landesweiten Lösung von infektiologischen Aufgaben zu nennen, wie z.B. die Hepatitis-B-Impfaktion bei Neugeborenen oder die Bekämpfung der konnatalen Toxoplasmose. Hier wird gegenwärtig ein Betreuungssystem erarbeitet, das ab 1988 für die ganze Republik schrittweise wirksam werden soll. Um die zukünftigen Aufgaben bei der Bekämpfung der konnatalen Toxoplasmose besser lösen zu können, d. h. ausgehend von wissenschaftlichen Erkenntnissen, wurde ein Bucher Toxoplasmosegruppe gegründet, in der 7 Institutionen vereinigt sind.
Diese Gruppe verdeutlicht, daß wissenschaftliche Forschung heutzutage nicht mehr von einem einzelnen und auch nicht mehr von einem einzelnen Institut isoliert betrieben werden kann. Es bedarf dazu der Kooperation. Das IIL hat im Laufe der 25 Jahre, die das Klinikum besteht, vielfältige in- und ausländische Kooperationen geknüpft und realisiert. Eine intensive Zusammenarbeit existiert u. a. mit dem Zentralinstitut für Mikrobiologie und experimentelle Therapie Jena, dem Institut für experimentelle Epidemiologie Wernigerode, dem Forschungsinstitut für Lungenkrankheiten und Tuberkulose Berlin-Buch und fast allen Bezirks-Hygiene-Instituten der DDR und den Instituten für medizinische Mikrobiologie und Epidemiologie der Universitäten und den Medizinischen Akademien der DDR. Auch veterinärmedizinische Institutionen sind darin einbezogen.
Von klinischer Seite bestehen Kooperationen vor allem mit den Bucher Kinderkliniken, dem Zentralinstitut für Krebsforschung der Akademie der Wissenschaften der DDR „Robert-Rössle-Klinik", der 1. Medizinischen Klinik und dem Institut für Infektions- und Tropenkrankheiten Berlin-Buch. Hinzukommen Kooperations- und Beraterfunktionen im Zentralen Gutachterausschuß und beim MfG.
Auch international entstanden und entstehen viele kooperative Verbindungen. Im RGW-Bereich wurden Verträge mit sowjetischen, polnischen und tschechoslowakischen Partnern abgeschlossen und realisiert: u. a. mit dem Forschungsinstitut für

Infektionskrankheiten im Kindesalter in Leningrad, dem Gamaleya-Institut in Moskau, der Akademia Rolnicza in Wrocław und für den derzeitigen Planungszeitraum erneut mit dem Gamaleya-Institut Moskau sowie erstmalig auch mit dem Institut für Präventive Medizin in Bratislava. Durch gegenseitige Studienaufenthalte gefestigte Verbindungen gibt es außerdem mit der Universitäts-Kinderklinik in Wrocław, den Staatlichen Hygiene-Instituten in Budapest und Warschau, dem Laszlo-Hospital in Budapest u. a. Mit dem kapitalistischen Ausland existieren Kontakte zu den WHO-Laboratorien für E. coli in Kopenhagen, dem WHO-Laboratorium für Campylobacter in Brüssel, dem Biomedicum in Uppsala, dem Mikrobiologischen Institut der Universität Lund u. v. a.

Vom Ministerium für Gesundheitswesen wurde das IIK als Leiteinrichtung für bakterielle Infektionen für die WHO benannt, und es wurden ihm mehrere RGW-Aufgaben übertragen. So übernahm das IIK z. B. alle Aufgaben der DDR im internationalen Kollektiv zur Bekämpfung der Malaria in der Sozialistischen Republik Vietnam.

Neben diesen Forschungsaufgaben und den Aufgaben zur Behandlung und Betreuung infektionskranker Kinder ist das IIK auch in besonderem Maße der Aus- und Fortbildung auf dem Gebiet der Infektionskrankheiten verpflichtet. So werden im IIK z. B. sowohl Fachärzte für Kinderheilkunde wie auch für Mikrobiologie ausgebildet und Ärzte zur Promotion A (bisher 68) und Promotion B (bisher 4) geführt, weiter ist das IIK maßgeblich an der Ausbildung und Realisierung der Subspezialisierungsrichtung „Infektions- und Tropenmedizin" an der Akademie für Ärztliche Fortbildung der DDR beteiligt, und schließlich hat unser Institut in zahlreichen Veröffentlichungen in Fachzeitschriften und Büchern zur Fort- und Weiterbildung auf dem Gebiet der Infektionskrankheiten beigetragen.

Insgesamt sind seit dem Bestehen des Klinikums aus dem IIK mehr als 750 Publikationen über die Infektionskrankheiten und ihre Diagnostik, Therapie und Bekämpfung und Prophylaxe erschienen, darunter neun Bücher.

Infektionskrankheiten zu erkennen, zu behandeln und zu verhüten, bleibt als Aufgabe für das IIK bestehen. Einige Schwerpunkte werden sich jedoch verlagern. So werden wir zwar weiter im laufenden Fünfjahrplan das Gebiet der Darminfektionen bearbeiten, aber es werden neue Aufgaben hinzukommen, wie z. B.

- Aufgaben im Rahmen des immateriellen Exports,
- die Optimierung der Antibiotikabhandlung durch Bearbeitung mikrobiologischer und pharmakokinetischer Probleme,
- die Entwicklung und Anwendung von schnelldiagnostischen Verfahren zur Verbesserung der klinischen mikrobiologischen Diagnostik und
- die Bekämpfung der konnatalen Toxoplasmose zur Senkung der Säuglingssterblichkeit

Wenn sich auch künftig das Profil des IIK weiterhin wird ändern müssen, um den neuen Aufgaben auf dem Gebiet der Infektionskrankheiten gerecht zu werden, wird doch unsere Hauptaufgabe immer die gleiche bleiben, nämlich die Versorgung der kranken Kinder, speziell von Patienten mit schweren und seltenen Infektionskrankheiten und mit Verdacht darauf.

II. Kinderklinik

W.-R. Cario

Als das Klinikum gegründet wurde, bestand die II. Kinderklinik bereits 10 Jahre. Sie wurde am 1. September 1952 eröffnet und sie stand von diesem Tag bis zum 1. September 1983 unter Leitung von OMR Dr. H. H. Schmitz. Von Anfang an wurde neben Aufgaben der pädiatrischen Grundbetreuung, zu der die stationäre Betreuung der kranken Kinder des Stadtbezirkes Prenzlauer Berg und die ambulante Versorgung von Kindern aus der näheren und weiteren Umgebung des Klinikums in der Fachambulanz I gehört, der Versorgung von Neugeborenen besondere Bedeutung beigemessen.
Mit der Entstehung des Fachgebiets Neonatologie wurde so folgerichtig an der II. Kinderklinik eine leistungsstarke neonatologische Abteilung aufgebaut.
Zunehmend bildeten sich an der Klinik Betreuungsschwerpunkte für chronisch kranke Kinder, nicht nur für Kinder der Hauptstadt, sondern weit darüber hinausgehend. So entstand das Primärzentrum für pädiatrische Hämatologie und Onkologie der Bezirke Fankfurt/O., Potsdam und Berlin, in dem heute ca. 1/5 aller Kinder der DDR mit pädiatrisch behandelbaren Tumorerkrankungen, insbesondere Leukämien, Lymphogranulomatose, Histiozytose und anderen systemisch verlaufenden onkologischen Krankheitsbildern betreut werden. Die zweite Kinderklinik wurde auch Zentrum für die Einstellung bzw. Behandlung von Kindern mit Diabetes mellitus, für die Betreuung von Kindern mit rheumatischen Krankheitsbildern und anderen zum Kreis der Kollagenosen gehörenden schweren Krankheiten. Heute gibt es an der Klinik Subspezialisten für die Gebiete Neonatologie, Hämatologie/Onkologie, Diabetologie, Rheumatologie und Gastroenterologie. Trotzdem wird großer Wert auf eine umfassende pädiatrische Qualifikation aller ärztlichen Mitarbeiter gelegt.
Primär sollen alle Ärzte der Klinik Kinderärzte sein, die neben einer Spezialstrecke ein gutes Wissen auf allen Teilgebieten der Kinderheilkunde haben. Im Mittelpunkt der Diagnostik und Therapie steht immer das Kind und nicht irgendein Organ oder Organsystem.
Heute hat die zweite Kinderklinik 220 Betten, wovon 70 als Neugeborenenbetten zur Verfügung stehen, auf acht Stationen. Zum ambulanten Bereich der Klinik gehören neben der schon genannten Fachambulanz I mit vier ärztlichen Arbeitsplätzen, die Dispensaireabteilung, in der Kinder mit hämatologisch-onkologischen, rheumatologischen, endokrinologischen und metabolischen Krankheitsbildern sowie ehemalige Risikoneugeborene dispensairebetreut werden und die Bezirksstelle für humangenetische Beratung. In der Dispensaireabteilung sind neben vier Stammärzten auch Oberärzte und Chefärzte aus anderen Bereichen der Klinik in der Dispensairebetreuung engagiert. Die Einrichtung dieser Dispensaireabteilung, zu der auch 6 tagesklinische Betten gehören, ermöglicht es z. B., tumorkranke Kinder nach Erreichen der Remission, die in der Regel nach einer mehrwöchigen Induktionstherapie erreicht wird, weitgehend ambulant zu betreuen und damit die Lebensqualität der Kinder deutlich zu erhöhen.
Unter Leitung von Frau Dr. Ingeborg Schneider, von 1979 bis 1986 Chefärztin der neonatologischen Abteilung, wurde an der Klinik eine hochmoderne neonatologische Intensivtherapiestation aufgebaut. So befindet sich heute eines der drei neonatologischen Therapiezentren der höchsten Versorgungsstufe (III) der Hauptstadt an der II. Kinderklinik. Voraussetzung der erfolgreichen Arbeit dieses Zentrums ist natürlich die enge Kooperation mit den Geburtshelfern des Klinikums. Die heute erreichten Ergebnisse mit einer sehr niedrigen Säuglingssterblichkeit sind so nicht zuletzt Ausdruck der engen interkollegialen Zusammenarbeit mit der Frauenklinik des Klinikums. Dieser Zusammenarbeit ist auch die zunehmende Umgestaltung der Wochen- bzw. Neugeborenenstationen in gemeinsame Rooming-in-Stationen zu danken.

Im zytogenetischen Labor der Bezirksstelle für humangenetische Beratung werden unter anderem pränatale zytogenetische Untersuchungen vorgenommen, in jüngster Zeit auch das Chorionmaterial, das in unserer Frauenklinik mehrere Wochen eher gewonnen werden kann, als das durch Amnionzentese gewonnene Zellmaterial.
Zu den in der medizinischen Betreuung jährlich erbrachten Leistungen gehörten bei einem Bettenauslastungsgrad von ca. 90 % mehr als 3500 stationäre Behandlungen kranker Kinder und die Versorgung von ca. 3300 Neugeborenen, ca. 26000 ambulante Konsultationen und etwa 600 genetische Beratungen.
Neben dieser Quantität kommt es aber darauf an, die Qualität der Leistungen ständig zu steigern. So konnte trotz einer Steigerung von etwa 40 % der Geburtenzahl in Buch seit 1984 die Neugeborenenversorgung bei gutem Pflegestandard verbessert werden. Ein Ausdruck der intensiven Arbeit mit Mutter und Kind ist die hohe Stillfrequenz.
Die von den Mitarbeitern bei der Betreuung onkologischer Patienten erzielten Ergebnisse – 2/3 der systemisch kranken kleinen Tumorpatienten können geheilt werden – entsprechen den in internationalen Spitzenzentren erreichten Erfolgen.
Zentrum der wissenschaftlichen Arbeit an der Klinik ist die onkologisch-immunologische Forschungsgruppe unter Leitung von Frau Chefarzt Dr. sc. med. Schöntube. Sie erreichte in den letzten Jahren eine Reihen von Forschungsergebnissen von nationaler und wohl auch darüber hinausgehender Bedeutung (Virusnachweis in Leukämiezellen, Tetamun-Test, Dexamethasen-Sensibilitätstestung von Leukämiezellen etc.).
In dieser Abteilung arbeiten neben der Leiterin zwei Biologen, vier MTA, sowie Diplomanden und Doktoranden.
So war das Jungendforscherkollektiv dieser Abteilung erfolgreich auf den Messen der Meister von morgen und bei der Erstellung wissenschaftlicher Arbeiten.
Aber auch die Mitarbeiter der anderen Klinikbereiche sind mit wissenschaftlichen Aufgabenstellungen betraut. So sind Klinikmitarbeiter in den Hauptforschungsrichtungen „Organ-Gewebetransplantation", „Perinatologie", „Ernährung und Geschwulsterkrankungen" engagiert bzw. arbeiten diesen zu. Andere Mitarbeiter arbeiten an Initiativaufgaben. Für einige Aufgabenstellungen ist die II. Kinderklinik nationales Leitzentrum, so für die Erstellung und Bewertung ausgewählter onkologischer Therapiepläne (Histiocytose, Lymphogranulatose).
Seit vielen Jahren engagiert sich das Mitarbeiterkollektiv auch in der Ausbildung von Kinderkrankenschwestern, Intensivtherapieschwestern, von Studenten, Ausbildungsassistenten und in der Weiterbildung von Fachärzten.
So werden seit mehreren Jahren zweimal jährlich Gruppenhospitationen im Rahmen der Akademie für Ärztliche Fortbildung durchgeführt. Neben diversen Einzelhospitationen, nicht zuletzt im Rahmen der Subspezialisierung für Neonatologen, werden in den letzten Jahren Gruppenhospitationen für Allgemeinmediziner und solche für Pädiater der Hauptstadt organisiert und gestaltet. Am 1. September wurde der verdienstvolle langjährige Chefarzt der Klinik OMR Dr. med. Schmitz emeritiert und an seine Stelle trat der Hochschuldozent Dr. sc. med. Cario, der 1987 zum Honorarprofessor an der Humboldt-Universität berufen wurde. Mit Prof. Cario kamen weiter Lehraufgaben und neue Forschungsaufgaben, die aus der Fortsetzung seiner zuvor an der Humboldt-Universität betriebenen Untersuchungen resultieren auf die II. Kinderklinik zu. So werden Kinder mit schicksalhaft verlaufenden Lebererkrankungen und mit seltenen Stoffwechselkrankheiten betreut und erhaltene Daten wissenschaftlich bewertet. Ebenso werden Studien zur Frühgeborenen- und Säuglingsernährung und zur Kuhmilchproteinintoleranz vorgenommen. Professor Cario ist mit Lehraufgaben an der Humboldt-Universität und der Akademie für Ärztliche Fortbildung betraut, in die von ihm auch lehrbefähigte Mitarbeiter einbezogen sind.
Die Mitarbeiter der Klinik vertreten ihre wissenschaftlichen Ergebnisse und Erfahrungen auf nationalen und internationalen Tagungen. So werden jährlich mehr als 40 wissenschaftliche Vorträge gehalten, ca. 30 wissenschaftliche Publikationen veröffentlicht.
In den letzten 3 Jahren wurden durch-

schnittlich 4 A-Promotionen pro Jahr an der Klinik verteidigt.
Subspezialisten der Klinik sind in den Facharbeitsgemeinschaften der Gesellschaft für Pädiatrie, z. T. als Vorsitzende oder stellvertretende Vorsitzende, aktive Mitglieder. Für ihre wissenschaftlichen Leistungen wurden Ärzte der II. Kinderklinik mit dem Virchow- bzw. Schloßmann-Preis ausgezeichnet.
Der Direktor trägt als Fachberater des Bezirksarztes Mitverantwortung für die Entwicklung des Gesundheitswesens der Hauptstadt.
Er ist darüber hinaus Mitglied der Bezirksfachkommission Pädiatrie und der Zentralen Therapiekommission der DDR. Leitende Mitarbeiter der Klinik sind als Mitglieder und z. T. Leiter von Kommissionen und Inspektionen zur Senkung der Säuglings- und Kindersterblichkeit bemüht zur Verbesserung der Überlebenschance und der gesunden Entwicklung gefährdeter Neugeborener, Säuglinge und anderer Kinder beizutragen.
Durch gesellschaftliche Arbeit bemühen sich die Mitarbeiter über die Klinik und eigentliche ärztliche Arbeit hinaus zu wirken.
Zu den hierbei abrechenbaren Leistungen gehören Solidaritätsleistungen, aber auch die jährliche Übererfüllung des der Klinik gestellten Solls an Blutspenderwerbung, diverse Aktivitäten im Bereich der Neuererbewegung.
Die jährlich erbrachten Leistungen sind oft unter komplizierten personellen Bedingungen erbracht worden. So hat das Kollektiv von Schwestern, Technischen Assistenten, Ärzten, Physiotherapeutinnen, Sekretärinnen, Sachbearbeitern und anderen Mitarbeitern viel Kraft in den Aufbau und die Leistungen der Klinik gegeben und es wird sich auch in Zukunft bemühen, den hohen Anforderungen, auch unter komplizierten Bedingungen gerecht zu werden.

III. Kinderklinik

G. Gudowski

Die Entwicklung der III. Kinderklinik könnte mit der Gründung des Klinikums Berlin-Buch 1963, also vor gut 25 Jahren, angesetzt werden, wäre sie zu diesem Zeitpunkt völlig neu geschaffen worden. Sie war aber das Ergebnis einer weit länger reichenden Entwicklung, so daß die Darstellung der Vorgeschichte dieser Kinderklinik in Buch bemerkenswert ist.
In den Jahren nach 1919 bestand die „Kinderanstalt" im Gelände des heutigen Med. Ber. I. Vorwiegend wurden Patienten mit Rachitis, Tuberkulose und Lues behandelt. Während des zweiten Weltkrieges waren das Haus 127 mit Mischinfektionen, Haus 128 mit Diphtherie-Patienten, das Haus 129 mit Scharlach-Erkrankungen belegt. Das Haus 130 war inneren Erkrankungen, Säuglingen und Frühgeborenen vorbehalten. Im Haus 131 wurden Keuchhusten-Patienten und auch Patienten mit Knochentuberkulose behandelt.
Im Herbst 1945 zogen die Kinderstationen in das Hufeland-Krankenhaus (MB II), da das Städt. Krankenhaus nach Ende des Krieges zum sowjetischen Lazarett wurde. Belegt wurden Haus 210 mit Säuglingen und internen Erkrankungen und Haus 209 mit Tuberkulose sowie mit Kindern mit Mischinfektionen. Die Leitung hatte zunächst Frau Chefarzt Dr. Soeken, dann Frau Chefarzt Dr. Coutelle. Zu dieser Einrichtung gehörten ca. 200 Betten sowie eine Poliklinik, die medizinische Grundversorgung war das Hauptaufgabengebiet.
Ende des Jahres 1952 erfolgte die Rückverlegung der Säuglings- und internen Stationen von Haus 210 in das wieder freigewordene Städt. Krankenhaus Buch. Damit entstand die II. Kinderklinik. Zur gleichen Zeit übernahm Chefarzt Dr. Schreiter die Leitung der Kinderklinik im Hufeland-Krankenhaus. Vorrangig wurden noch immer Patienten mit Tuberkulose betreut. Das bedeutete eine erste wesentliche Spezialisierung, denn es wurden Patienten aus Berlin und der gesamten Republik behandelt. Gleichzeitig nahm die Kinderpoliklinik im Haus 206 ihre Arbeit auf.
1955 entstand durch Teilung der inzwischen über 400 Betten zählenden Einrichtung die 1. Kinderklinik im Hufeland-Krankenhaus unter Leitung von Prof. Dr. Kirchmair und die 2. Kinderklinik weiter unter der Leitung von Chefarzt Dr. Schreiter. Dies bedeutete den Beginn einer Profilierung, die sich 1957 mit der Schaffung des Kinderkrankenhauses im Hufeland-Krankenhaus unter der Direktion von Prof. Dr. Kirchmair weiterentwickelte. In diese Zeit fiel auch die Gründung der Kinder EEG-Abteilung (Frau Dr. Bruhn/Helmke) und des Kinder-Labors im Haus 206. Zum Verband des Kinderkrankenhauses kam außerdem die Kinderchirurgische Klinik im Haus 208 unter der Leitung von Frau Chefarzt Dr. Krause. Damit wurde eine deutliche Profilierung eingeleitet. Es wurden hohe Leistungen auf den Spezialgebieten und in der Grundversorgung mit hohen Belegungszahlen erbracht.
Im Jahre 1963 wurde das Kinderkrankenhaus im Hufeland-Krankenhaus nach dem Weggang von Prof. Dr. Kirchmair 1961 und vorübergehender komm. Leitung durch Frau Oberarzt Dr. Dimitrowa wieder aufgelöst.
Aus beiden Kinderkliniken entstand nunmehr die III. Kinderklinik. Sie stand unter der Leitung von Chefarzt Dr. Schmidt. Neben dem stationären Bereich gehörten dazu die Milchküche, die Frauenmilchsammelstelle, die EEG-Abteilung, das Kinder-Labor und die Poliklinik. Die Kinderchirurgische Klinik schied aus dem Verband dieser Einrichtung aus. Mit zunächst 274 Betten war die III. Kinderklinik wohl die größte Klinik des neu geschaffenen Medizinischen Bereiches II.
1965 erfolgte eine Reduzierung auf 252 Betten, nachdem im Januar 1968 die Frühgeborenenstation geschlossen wurde, besaß die Klinik nur noch 214 Betten und 1972 erfolgte die Reduzierung auf 203 Betten. Während die Mehrzahl der Infektionskrankheiten das Institut für Infektionskrankheiten im Kindesalter übernahm und die II. Kinderklinik sich auf die Neonato-

logie und weitere interne Krankheiten spezialisierten, wurde in der III. Kinderklinik die Bronchopulmologie, Nephrologie, Toxikologie, Gastroenterologie, Anfallsleiden und später die Kardiologie zum Profil. Dabei wurde die Grundversorgung natürlich nie vernachlässigt.
In Konsequenz dieser Entwicklung fanden neue Untersuchungsmethoden die Blasenpunktionen, Dünndarmbiopsien, Leberblindpunktionen, Allergietestungen, Atemfunktionsprüfungen in der Klinik Anwendung. Die Ausbildung zum Mukoviszidose-Zentrum führte zum häufigen Einsatz der Pilokarpiniontophorese.
Die ambulanten Leistungen der Klinik-Poliklinik wuchsen an Zahl und Profil. Die EEG-Ableitungen stiegen von 1707 im Jahre 1962 auf 2900 im Jahre 1984 an, insgesamt in den 25 Jahren über 73000 EEGs abgeleitet. Die Dispensairetätigkeit erstreckt sich auf den Gebieten Bronchopulmologie, Nephrologie, Gastroenterologie, Anfallsleiden, Toxikologie und Kardiologie.
Im Jahre 1974 übernahm Prof. Dr. Gudowski die Leitung der Klinik; er führte die Profilierung intensiv fort.
Neben den Aufgaben in der Betreuung wurden auch zunehmend Forschungsarbeiten übernommen. Es entstand eine zielgerichtete Mitarbeit in den Forschungsprojekten Virushepatitis, Prophylaxe und Therapie der Influenza und pädiatrische Pulmologie. Die wissenschaftlichen Aktivitäten der Mitarbeiter wurden ebenfalls größer, zahlreiche Publikationen und Vorträge zeugen von der Intensivierung der wissenschaftlichen Arbeit. Mehrere Mitarbeiter der Klinik schlossen erfolgreich ihre Promotion-A-Arbeit ab. Hervorzuheben ist weiterhin die komplexe Betreuung unserer Patienten mit Hilfe klinischer Psychologen. Stark engagiert sind die Mitarbeiter bei der Durchführung von Gruppenhospitationen im Auftrag der Akademie für Ärztliche Fortbildung und bei der Ausbildung der Fachschulstudenten an der Medizinischen Fachschule „Dr. Georg Benjamin".
Neben der fachlichen Arbeit leisten die Mitarbeiter gesellschaftliche Arbeit in den verschiedenen Gremien, Parteien und Massenorganisationen. Nicht zuletzt soll unterstrichen werden, daß mehrere Mitarbeiter Einsätze im Ausland tätigten, u. a. Chefarzt Dr. Schlesinger in Tansania, Frau Oberarzt Dr. Laske und Schwester Petra Puhle in Nikaragua.
Abschließend ist zu erwähnen, daß die Entwicklung dieser Klinik und die Bestimmung ihres Profils nicht solitär vonstatten ging, da vielfältige Verknüpfungen zu anderen Kliniken bestehen, die konsiliarische Tätigkeiten wechselseitig mit der Kinderchirurgischen Klinik, HNO- und Augenklinik, Neurochirurgischen Klinik und der Klinik für Kinderanästhesie und -intensivtherapie ausüben. Wichtige Unterstützung erhalten wir durch die Bronchoskopische Abteilung des Forschungsinstituts für Lungenkrankheiten und Tuberkulose (FLT).
Im Rahmen der wissenschaftlichen Arbeit und der hochspezialisierten Diagnostik bestehen zuverlässige Kooperationen mit der Immunologischen Abteilung des FLT, dem Zentralinstitut für Herz-Kreislauf-Forschung der Akademie der Wissenschaften, dem Institut für Ultraschalldiagnostik des Klinikums und der Gastroenterologischen Abteilung der Robert-Rössle-Klinik der Akademie der Wissenschaften und dem Institut für Arzneimittelwesen der DDR, Zentraler Toxikologischer Auskunftsdienst. Es versteht sich von selbst, daß die Kooperation zwischen Kliniken des Fachbereichs Pädiatrie des Klinikums gut funktioniert.

III. Kinderchirurgische Klinik

G. Gdanietz

Im Gründungsjahr des Städtischen Klinikums Berlin-Buch, 1963, bestand die Kinderchirurgische Klinik bereits 7 Jahre.
Sie war als kinderchirurgische Abteilung des Kinderkrankenhauses im Städtischen Hufeland-Krankenhaus Berlin-Buch am 10. Dezember 1956 gegründet worden und hatte 1961 den Status einer selbständigen Klinik erhalten. Im Gründungsjahr des Klinikums teilte sich die Kinderchirurgische Klinik mit der Urologischen Klinik das Haus 208 und bestand aus 3 Stationen mit 90 Betten. Neben der Chefärztin, der Gründerin der Klinik, Frau Dr. Ilse Krause, Jahrgang 1917, waren noch 4 Ärzte in der Klinik tätig. Der Betrieb der Poliklinik, die bereits damals fest integrierter Bestandteil der Klinik war, wurde je nach Bedarf von den einzelnen Ärzten sporadisch versehen. 1280 Patienten wurden 1963 in der Klinik aufgenommen und 3522 Patienten kamen neu in die Poliklinik. Die Ärzte der Klinik führten 7326 ambulante Konsultationen in der Poliklinik durch.
Am Ende des Jahres 1960 wurde die Chirurgische Abteilung im Haus 8 des Hufeland-Krankenhauses durch Verlegung in den MB III aufgelöst und es wurde anstelle der Chirurgischen, die Urologische Klinik etabliert, die sich mit der Kinderchirurgie das Haus bis zum Ende des Jahres 1964 teilte. Danach zog die Urologie in das Haus 209.
Die Kinderchirurgische Klinik bestand danach aus 5 Stationen mit 133 Betten und dem gesamten OP-Trakt. 20 Jahre nach Gründung der Klinik, 1976, betrug die Zahl der stationär behandelten Patienten 2085, von denen 1892 operiert wurden. Die Zahl der ambulanten Konsultationen bei 6001 neuen Patienten war auf 16836 pro Jahr gestiegen. Da die Kapazität des OP-Saales größer war, als die der stat. Behandlungsmöglichkeiten, wurden zusätzlich 458 Patienten pro Jahr ambulant operiert. Dabei konnten zu diesem Zeitpunkt bereits die Erfahrungen aus 10 Jahren ambulanter Kinderchirurgie wissenschaftlich und praktisch weitervermittelt werden.
Der komplikationslose Ablauf der Narkosen bei den knapp 3000 Eingriffen pro Jahr sowie die intensive Überwachung der Kinder nach aufwendigen, zum Teil hochspezialisierten Operationen wäre ohne die Entwicklung der Kinderanästhesie- und Intensivtherapie nicht möglich gewesen.
Nach der Gründung des II. Institutes für Anästhesie unter Leitung von Chefarzt Dr. Poppelbaum, wurden im Dezember 1961 die ersten offiziellen Kinderanästhesistinnen eingesetzt. Aber erst 1964 wurde eine kinderchirurgische Wachstation eingerichtet, die in der Folge auch als solche bestehen blieb, während die Kinderintensivtherapie ab 1969 durch Einrichten einer eigenen Abteilung unter Frau Chefarzt Dr. Inge Schneider im Bereich der ehemaligen Station 208 E selbständig wurde.
Die zunehmende Anzahl hochspezialisiert versorgter Patienten führte in den 60er Jahren auch im Rahmen der Klinik zu einer zunehmenden Spezialisierung in den Gebieten Kinderurologie, Tumorchirurgie, plastische Chirurgie, Thoraxchirurgie, Traumatologie, Chirurgie der anorektalen Fehlbildungen und Handchirurgie. Die bestehende Notwendigkeit, die Patienten aus diesen Spezialgebieten auch ambulant weiter zu betreuen, führte zur Einrichtung von entsprechend spezialisierten Dispensairesprechstunden. So wurden ab 1971 Dispensairesprechstunden für urologische Patienten mit Tumoroperationen, 1975 für Patienten mit plastisch-korrektiven Eingriffen, 1980 für Trichterbrust- und lungenoperierte Patienten, für Patienten nach Operationen wegen Intersexualität und für ausgewählte traumatologisch versorgte Patienten und ab 1986 auch für Patienten nach operativ-korrigierten anorektalen Mißbildungen sowie nach operativ-korrigierten Hypospadien eingerichtet. Insgesamt beträgt die Zahl der im Dispensaire betreuten Patienten 13787 pro Jahr, wobei als Trend ein ständiger Anstieg zu verzeichnen ist.
Neben der Versorgung der Patienten im Grund-, Spezial- und hochspezialisierten

Bereich, hat die Klinik die Funktion einer kinderchirurgischen Leitklinik in der DDR unter der Leitung von MR Prof. Dr. sc. med. K. Gdanietz, der seit 1983 den Lehrstuhl für Kinderchirurgie an der Akademie für Ärztliche Fortbildung innehat. Neben der Kinderchirurgischen Klinik an der Karl-Marx-Universität in Leipzig, ist die Kinderchirurgische Klinik im Klinikum Berlin-Buch die einzige selbständige kinderchirurgische Einrichtung, die nicht als eine unterstellte Abteilung einer Chirurgischen Klinik funktioniert. Im Rahmen des Klinikums Berlin-Buch ist sie in den Fachbereich Pädiatrie integriert. Besondere interdisziplinäre Zusammenarbeit besteht mit den Fachbereichen der 3 Kinderkliniken mit gegenseitigen Konsultationen und gemeinsamen Demonstrationen, mit dem II. Röntgeninstitut in Form von regelmäßigen Demonstationen, mit dem II. Pathologischen Institut in Form von histologischen Demonstrationen sowie mit Einrichtungen von Orthopädie und Rehabilitation bei Fällen komplexer neurogener Blasenstörungen. Mitarbeiter der Klinik sind in den verschiedensten interdisziplinären Arbeitsgemeinschaften wie Kinderurologie, Tumoren im Kindesalter, Traumatologie und Kinderanästhesie- und Intensivtherapie tätig.
Jährlich betreut die Klinik etwa 15 Einzelhospitanten und 40 bis 50 Hospitanten im Rahmen von Gruppenhospitationen. Dabei handelt es sich überwiegend um Chirurgen, Pädiater und Allgemeinpraktische Ärzte. Auch die Ausbildung des mittleren medizinischen Personals zu Fachschwestern und Intensivschwestern wird durch den Einsatz von 4 Ärzten für das Fachgebiet Kinderchirurgie qualifiziert unterstützt.
Die wissenschaftlichen Aktivitäten der Klinik reichen von knapp 1000 Vorträgen und Veröffentlichungen, 15 Promotionen A und 2 Promotionen B, Betreuung von Diplomarbeiten, Ausrichtung von 9 kinderchirurgischen Symposien mit internationaler Beteiligung bis zur Organisation von 2 Kongressen mit internationaler Beteiligung. Hinzu kommen Fortbildungsveranstaltungen für kinderchirurgische Schwestern aus dem Bereich der gesamten DDR, die jährlich durchgeführt werden.
Regelmäßige Teilnahme an wissenschaftlichen Veranstaltungen im Klinikum und im Rahmen der Berliner Chirurgischen und Pädiatrischen Gesellschaft, der Besuch von Kongressen im In- und Ausland sowie Aufrechterhaltung persönlicher Kontakte bekannter Kinderchirurgen aus dem Ausland zur Klinik gestatten es, Vergleiche mit der internationalen Entwicklung der Kinderchirurgie im Klinikum Berlin-Buch zum Wohle seiner kleinen Patienten ständig weiterzuentwickeln.

Institut für Laboratoriumsdiagnostik

H.-J. Raderecht

Die wachsenden Anforderungen laboratoriumsdiagnostischer Untersuchungen durch das Bemühen, neue medizinisch-wissenschaftliche Erkenntnisse für eine Beschleunigung der Diagnostik, Sicherung der Verlaufskontrolle von Erkrankungen und der Prophylaxe einzusetzen, forderten eine wesentliche Verbesserung der laboratoriums-diagnostischen Versorgung der medizinischen Einrichtungen im neu gegründeten Klinikum Berlin-Buch. Die Gründung des Instituts für Laboratoriumsdiagnostik schuf die Voraussetzung für die Erfüllung dieser Aufgaben.

Durch den Aufbau enger Kooperations- und Leitungsbeziehungen zwischen allen Laboratorien der neuen medizinischen Bereiche, der Ausbildung eines Zentrums für automatisierte Untersuchungen im medizinischen Bereich II, die Zentralisierung bestimmter spezialisierter Untersuchungsverfahren in allen Laboratoriumsbereichen (Hämatologie, Gerinnung, spezielle chemische Untersuchungen) konnte in den folgenden Jahren eine wesentliche qualitative und quantitative Verbesserung der Versorgung erreicht werden. Einen Eindruck über die quantitative Steigerung der Untersuchungen bei gleichbleibendem Arbeitskräftepotential der Med.-technischen Assistenten gibt die Tabelle.

Tabelle

Parameter:	1963	1970	1980	1986
qual. Harnuntersuchungen	201 836	404 877	428 009	500 423
Enzyme	16 619	72 789	191 455	222 587
Elektrolyte	14 900	73 010	257 468	299 555
Glukose quantit.	31 221	97 835	186 180	250 823
HK, Hb	78 784	135 863	247 511	322 175
Zellzählungen	105 230	127 710	164 712	259 586
Gerinnung	10 520	11 837	31 509	40 974

Neben der Steigerung der Anzahl der Untersuchungen konnte eine wesentliche Verbesserung der Versorgung durch Einführung neuer Parameter, die Einführung der Mikrolitertechnik für ausgewählte Verfahren, die Einführung der internen und extremen Qualitätskontrolle und eine stetige Erweiterung der Palette von cito-Untersuchungen in allen medizinischen Bereichen erreicht werden.

Schwerpunkte der Parametererweiterung lagen vor allem bei den Enzymbestimmungen (Creatinkinase, GLDH, Gamma-GT, Transaminasen, (LHD), der Bestimmung des Laktats, β-Hydroxybutyrats, Vitamin-B_6, der Formaminoglutaminsäure u. a. m., in der Erweiterung der Gerinnungspalette (Thombinzeit, partielle Thromboplastinzeit, Antithrombin-3, Faktor 2, 5, 7–10, 13), der quantitativen Bestimmung von Immunglobulinen und spezieller Eiweißkörper, der Einführung der Antikörperprüfung für Schwangere sowie für die Immunprophylaxe.

1965 wurde das *erste Automatenlaboratorium der DDR* gegründet. Dieses Laboratorium hatte wesentlichen Anteil bei der Durchsetzung der Automatisation der klinischen Chemie in der DDR durch die Entwicklung und Standardisierung automatisierter Untersuchungsverfahren der zentral im Automatenlaboratorium durchgeführten Untersuchungen der *elektronischen Datenverarbeitung* ausgewertet werden.

In den folgenden Jahren haben sich viele Kollegen des In- und Auslandes (Bulgarien, ČSSR, UdSSR, Vietnam) mit der Arbeit und Organisation in einem rechnergestützten Automatenlaboratorium vertraut gemacht.

Auf der Grundlage erster orientierender

Versuche für eine interne Qualitätskontrolle in diagnostischen Laboratorien 1964 wurden die Vorbereitungen für eine standardisierte Qualitätskontrolle in der DDR geschaffen. Ab 1970 wurden dann die staatlich verbindlichen Standards der Qualitätskontrolle in die Arbeit der klinisch-chemischen Laboratorien eingeführt.
1975 begann die Qualitätskontrolle in den Nacht- und Cito-Laboratorien, 1977 in den gerinnungsphysiologischen Laboratorien. 1979 wurde die *rechnergestützte Qualitätskontrolle* eingeführt und ab 1980 in die Ausgabebelege eine zusätzliche Interpretationshilfe für den Arzt zur Bewertung der Laboratoriumsbefunde, unter Beachtung der geschlechts- und altersabhängigen Referenzbereiche, gegeben.
Ab 1985 wurde das IfL in die Gruppe der Laboratorien einbezogen, die sich an den *WHO-Ringversuchen* beteiligen.
Neben den unmittelbaren Versorgungsaufgaben arbeiteten die Mitarbeiter des Instituts an wichtigen *Forschungsaufgaben* des MfGe und von Industriekombinaten mit. Sie hatten entscheidenden Anteil an der *Einführung standardisierter Untersuchungsverfahren in der DDR* und leisteten wesentliche Beiträge bei der Ausarbeitung und Überprüfung von manuellen und automatisierten Untersuchungsverfahren auf dem Gebiet der klinischen Chemie, Hämatologie und Serologie.
In den letzten Jahren wurden Probleme der Optimierung der diagnostischen Aussage von Parameterkombinationen, unter Einbeziehung der multivarianten Analyse und anderen statistischen Auswertverfahren, mit Hilfe der elektronischen Datenverarbeitung bearbeitet.
Darüber hinaus erarbeiteten Mitarbeiter des IfL entscheidende Beiträge zur Weiterentwicklung von Konservierungsverfahren für Blutkonserven und Testzellen mit dem Ziel der Steigerung der biologischen Wertigkeit, insbesondere des Sauerstofftransports, der Verlängerung der Haltbarkeit von Konserven und der Senkung der Verfallsquote des biologischen Materials.
Auch diese erarbeiteten Verfahren wurde Bestandteil staatlicher Standards in der DDR. Im Zusammenhang mit diesen Aufgaben entwickelte sich eine enge Kooperation mit den Arbeitsgruppen des Bezirksinstituts für Blutspendewesen, dem Fachausschuß zur Standardisierung laboratoriums-diagnostischer Verfahren der AB-Kommission, dem Institut für Arzneimittelprüfung der DDR, dem Forschungsinstitut für medizinische Diagnostik Dresden sowie mit Arbeitsgruppen der Gesellschaft für Klinische Chemie und Laboratoriumsdiagnostik der DDR.
Ein anderer Schwerpunkt der Forschungsarbeit lag in der Weiterentwicklung und Überprüfung von Laboratoriumsgeräten im Zusammenarbeit mit den Kombinaten VEB Carl Zeiss Jena und MLW Dresden.
Das Institut hat einen großen Anteil bei der *Aus-, Weiter- und Fortbildung von Fach- und Hochschulkadern.* Als Praktikumseinrichtung der Medizinischen Fachschule Friedrichshain und der Bezirksakademie für Gesundheits- und Sozialwesen wirkt es bei der Aus- und Weiterbildung von MTLA und Fach-MTLA für Hämatologie und klinische Chemie mit. Für die Ausbildung von Fachärzten und Naturwissenschaftlern zum Facharzt bzw. Fachnaturwissenschaftler für Pathobiochemie und Laboratoriumsdiagnostik ist das Institut Leiteinrichtung für dieses Fachgebiet der Akademie für Ärztliche Fortbildung der DDR für den Bezirk Berlin.
Die Ergebnisse der Forschung wurden auf nationalen und internationalen Kongressen verteidigt und fanden ihren Niederschlag in vielen Veröffentlichungen. Darüber hinaus wurden für die Aus- und Weiterbildung in den Laboratorien mehrere Monografien veröffentlicht:

- Arbeitsmethoden im klinischen Laboratorium
  Verlag Volk und Gesundheit
  H.-J. Rederecht, D. Stobbe
- Blutgruppenserologie
  U. Rinas
- Vademecum der Laboratoriumsdiagnostik
  D. Becker
- Bausteine der Pathobiochemie: Lipidstoffwechsel
  H.-J. Raderecht
- Gesundheits-, Arbeits- und Brandschutz im Gesundheitswesen
  C. Werner, gemeinsam mit C. Brückner, E. Leistner und W. Hildebrandt

Die enorme Steigerung der Leistung konnte nur durch eine enge *Kooperation* der Mitarbeiter des Instituts untereinander erreicht werden, eine ständig steigende Automatisierung und Mechanisierung unter Einbeziehung der EDV. Dies erforderte z. T. eine laufende Umstellung von Arbeitsprozessen und der Arbeitsorganisation und damit von allen Mitarbeitern des Instituts im besonderen Maße ein hohes Bewußtsein der gesundheitspolitischen Bedeutung ihrer Arbeit, eine intensive Weiterbildung und Qualifizierung aller Mitarbeiter und eine ständige Suche nach neuen Ideen zur Rationalisierung, die ein integraler Bestandteil unserer Arbeit wurde.
Die Zusammenarbeit mit den klinischen und ambulanten Einrichtungen wurde durch die Erweiterung der konsultativen Tätigkeit unserer Laboratoriumswissenschaftler in den klinischen Einrichtungen wesentlich verstärkt. Gemeinsam mit der 3. und 4. Medizinischen Klinik wurde mit regelmäßigen *Befundvisiten* zur Optimierung der Diagnostik begonnen.
6 Kollektive haben in den vergangen Jahren z. T. mehrfach die Titel „Kollektiv der Sozialistischen Arbeit“ und „Bereich für vorbildliche Ordnung und Sicherheit“ verteidigt.
In den letzten Jahren hat sich das Institut als ein Versorgungszentrum für die nördlichen Stadtbezirke entwickelt.
In den nächsten Jahren werden durch die Mitarbeiter, neben den Aufgaben der Versorgung der ambulanten und stationären Einrichtungen des Klinikums Buch, zunehmend Aufgaben der speziellen Diagnostik für die ambulanten und stationären Einrichtungen der Stadtbezirke Pankow, Weißensee, Hohenschönhausen sowie in Abstimmung mit anderen Versorgungszentren der Hauptstadt, speziellere Aufgaben für die Gesundheitseinrichtungen der Stadtbezirke Prenzlauer Berg, Marzahn und Hellersdorf übernommen.
Schwerpunkte der Arbeit des Instituts werden die Weiterführung der Arbeiten zur Automatisierung der analytischen Verfahren und rechnergestützten Hilfen für die Diagnostik sein, die Erweiterung der Spurenelementanalytik, der Analytik der Isoenzyme, Hormone und Funktionsdiagnostik. Die Weiterentwicklung der hämatologischen Untersuchungsverfahren fordert die Einführung der automatischen Zelldifferenzierungen, die Erweiterung der Cytochemie und Funktionsdiagnostik, insbesondere mit dem Ziel der Differentialdiagnostik hämatologischer Erkrankungen, unter zunehmender Beachtung der genetisch und arzneimittelbedingten Blutzellbildungsstörungen. Die Weiterentwicklung der transfusionsserologischen Untersuchungen wird die teilweise Einbeziehung der Bestimmung der Leukozytenantikörper, die im Zusammenhang mit der Diagnostik von Erkrankungen von Bedeutung sind (z. B. HLA B_{27}), zum Ziel haben. Dieser Bereich wird im Zusammenhang mit der vorgesehenen Neugründung einer klinischen Abteilung für Transfusionsmedizin im Klinikum Berlin-Buch weitere besondere Aufgaben erhalten.
Die Erweiterung des Systems der elektronischen Datenverarbeitung durch Einbau von peripheren Rechnern in den Zentrallaboratorien MB I, III und V, im Verband mit der zentralen Rechnerstation im ZL II, wird u. a. die weitere Beschleunigung der Befundübermittlung möglich machen und darüber hinaus die Aussageverfügbarkeit von mathematischen Verfahren zur Unterstützung der Diagnostik und der klinischen Forschungsarbeit zum Ziel haben.
Der Aufbau einer Abteilung Klinische Toxikologie und einer Abteilung für quant. Bestimmung von Arzneimitteln sind weitere Aufgaben, die für die Verbesserung der Versorgung der Patienten der stationären Einrichtungen zu leisten sind.
Betrachtet man abschließend die Entwicklung des Instituts für Laboratoriumsdiagnostik und die Entwicklung der Leistungen, die durch die Mitarbeiter der Kollektive in den einzelnen Zentrallaboratorien erbracht wurden, im Zusammenhang mit der Leistungssteigerung der ambulanten und stationären Einrichtungen des Klinikums Buch, so wird deutlich, daß die Durchlaßfähigkeit dieser medizinischen Einrichtungen in entscheidendem Maße von der erreichten Verkürzung der Befundübermittlungszeit laboratoriumsdiagnostischer Untersuchungen, der Einführung einer prästationären Untersuchung auf der Grundlage von standardisierten bzw. vereinheitlichten Untersuchungsverfahren und einheitlicher

Reverenzbereiche abhängig war. Es bestätigte sich, daß der Arbeitsbereich Laboratoriumsdiagnostik einer der begrenzenden Faktoren für die Leistungsfähigkeit unserer Gesundheitseinrichtungen ist.
Es müssen alle Anstrengungen unternommen werden, daß diese Leistungsfähigkeit erhalten und weiter ausgebaut wird, damit die Ziele unserer anspruchsvollen gesundheitspolitischen Aufgabenstellung erreicht werden.

Nuklearmedizinische Klinik

H. Deckart

Vor 25 Jahren, im Juni 1963, eröffnete die Isotopenabteilung der Radiologischen Klinik ihre Pforten für die Patientenversorgung. Der Klinikdirektor OMR Prof. Dr. W. S. Reichel hatte sie in 4 Patientenzimmern durch Umbau auf der Therapiestation 119 B eingerichtet. Die Arbeit begann mit einem MTR (E. Rotzoll), einem Physiker (M. Tautz) und einem Arzt (H. Deckart), die noch heute tätig sind. Ressentiments gegen eine Diagnostik mit ionisierender Strahlung von seiten vieler Kliniken machten den Anfang schwer. Die Meßtechnik war relativ einfach, viele Instrumente und Geräte wurden in Eigenproduktion hergestellt, das nötige Spezialwissen autodidaktisch erworben. Untersuchungen begannen mit der noch heute hochfrequentierten Schilddrüsen- und Nierendiagnostik. Mit der Investition moderner Gerätetechnik (Gamma-Kamera, Computer, Gammaprobenwechsel, klinischer Ganzkörperzähler). Um 1970 trat ein Qualitätssprung in der diagnostischen Aussage ein, das Programm wurde wesentlich vielfältiger durch Entwicklung und Einführung neuer in vivo- und in vitro-diagnotischer Verfahren, gefolgt von einem steilen Anstieg der Untersuchungsanforderungen. Die Radiojodtherapie von Schilddrüsenkrankheiten (1964) wurde 1969 durch die Radiosynovektomie bei rheumatischen Gelenkerkrankungen 1969 ergänzt mit einer Belegung von 10 Betten auf 119 B. Die Ausweitung des Untersuchungsspektrums, der Zuwachs an Mitarbeitern führten zu einer räumlichen Expansion: die Chirurgie und Physiotherapie, die 2. Medizinische und die 2. Kinderklinik stellten Räume zur Verfügung (119 A, 123, 117); die experimentelle Abteilung zog in das Tierhaus 109 ein. Im Keller des Hauses 119 wurden Arbeits- und Sozialräume ausgebaut. Der Ganzkörperzähler wurde in einer Großgarage der Werkstatt installiert, später die 40 t-Stahlabschirmkammer angebaut und von einem Mauermantel geschützt. Als erste Einrichtung ihrer Art in der DDR erhielt die „Abteilung" 1972 den Status einer selbständigen Klinik.

Der stahlenhygienisch unzumutbare Transport von strahlenden, offenen Substanzen (Radionukliden, Radiopharmaka) mit der hohen Gefahr von Personal- und Umgebungsverseuchung hat dazu geführt, daß auf dem VIII. Parteitag der SED ein Klinikneubau beschlossen wurde und in der Direktive niedergelegt war. Das von Dipl.-Architekt J. Fuhrmann, Dresden, entworfene Projekt eines Atriumbaus wird in idealer Weise dem Zusammenspiel der verschiedenen Arbeitsbereiche der Klinik gerecht. In der Planungsphase 1977 hatte sich ein noch heute gültiges Profil der Klinik entwickelt, das bei Übergabe des Neubaues am 5. Oktober 1984 seine Funktion voll entfalten konnte:

In der Radiopharmazie (Isotopenapotheke) werden Radiopharmaka hergestellt, Blutzellen markiert, Qualitätskontrolle (Ausbeute, Reinheit, Stabilität) durchgeführt und Dekontamination wie Beseitigung radioaktiver Abfälle und Materialien im Kellerdepot überwacht.

Im Bereich Funktionsdiagnostik erfolgen in vivo-Funktionsprüfungen verschiedener innerer Organe durch Oberflächenmessungen. Organ- und Gewebsstrukturen werden funktionsmorphologisch mit bildgebenden Systemen (Scanner, Kamera, Computertomographie) oder nur morphologisch mit der Ultraschalltomografie dargestellt. Die Untersuchungsbefunde werden halbqualitativ in Funktionskurven (z. B. Isotopennephrogramm), oder quantitativ durch Organbildanalyse, Ganzkörperaktivitätsmessungen (Resorption von Spurenelementen, pathologische enterale Eiweißausscheidung) oder Flüssigkeitsmessungen (Nierenclearance, Blutzellkinetik) repräsentiert.

Die Labordiagnostische Abteilung führt mittels immuniologischer in vitro-Teste Blutkonzentrationsbestimmung von Hormonen, Tumormarkern, Pharmaka durch. Von der Abteilung Datenverarbeitung erfolgt die Software-Entwicklung und die

Überwachung der in Labor- und Funktionsdiagnostik und im Verwaltungsbereich (Poliklinik) eingesetzten Rechnersysteme. Sie betreut die medizinisch-biologische Statistik. Dagegen wird die Betreuung des Geräteparks der Klinik und aller physikalisch-technischen Probleme vom Institut für Klinische Strahlenphysik und seiner Elektronikwerkstatt, ebenso wie die Strahlenschutzüberwachung von Personal- und Patientendosimetrie auf der Therapiestation realisiert.
Die Entwicklung der Klinik und der Forschungsarbeiten ist zu einem wesentlichen Teil der kollegialen Kooperation beider Einrichtungen und dem Engagement der Mitarbeiter dieses Instituts zu danken.
Die Poliklinik dient der Primärdiagnostik von Schilddrüse, Nebenschilddrüse, Nebenniere und Hypophyse und deren Krankheiten, der Behandlung von Thyreopathien, dem Dispensaire von Schilddrüsentumorpatienten, der Behandlung von Immunopatienten der Schilddrüse und der Orbitopathie.
Auf der Therapie-Station (24 Betten) werden Radionuklearbehandlungen von rheumatischen Gelenkerkrankungen, Skelettmetastasen, Pleura-, Peritonealkarzinosen, Phäochromozytom- und Neuroblastomrezidiven, vor allem aber gut- und bösartiger Schilddrüsenkrankheiten durchgeführt, ebenso wie Untersuchungen im Rahmen der hochspezialisierten Diagnostik auf dem Gebiet von Kardiologie, Endokrinologie, endokriner Onkologie.
Das in vivo- und in vitro-diagnostische Untersuchungsprogramm der Klinik hilft bei der Erkennung und posttherapeutischen Verlaufskontrolle von Erkrankungen des ZNS, des Auges, der Speicheldrüsen, des Magen-Darmtrakts, von Pankreas, Leber, Milz, Lymphsystem, Knochenmark, von Herz, Lunge und Gefäßsystem, des uropoetischen Systems, von Hoden, Nebenhoden und Prostata, der Gelenke und des Skeletts (Abb. 1 und 2).
Seit 1976 hat die NMK die Organisation der Schilddrüsenbetreuung in der Hauptstadt aufgebaut und sich seitdem zu einem der Diabetes-Zentrale vergleichbaren Leitzentrum entwickelt, das 18 Schilddrüsenberatungsstellen in den Berliner Stadtbezirken betreut, angeleitet und deren Personal weiterbildet. Nuklearmedizinische Befunde werden in der NMK durch Hormonanalytik, immunologische, sonografische und punktionszytologische Untersuchungsbefunde zu einem komplexdiagnostischen Programm zusammengefaßt.

Forschung

Die Experimentelle Abteilung trägt zur Lösung der seit 1964 im Rahmen verschiedener Forschungsprojekte übernommenen Aufgaben bei. Der Schwerpunkt liegt in der Sythese und Entwicklung neuer Radiopharmaka und Immunoassays für die Hormondiagnostik. Es wurden zahlreiche Verbindungen für die Diagnostik der Niere (Tc-Thioglukose), der Leber (Tc-Gelatine), der Gallenwege (EHIDA, DISIDA, Mebrophenien), für die Diagnostik und Therapie von Phäochromozytom und Neuroblastom (Methylbenzylguanidin) entwikkelt (2 Patente) ebenso wie Radioassays für Schilddrüsen- und Tumormakerdiagnostik. Diese wurden allen nuklearmedizinischen Zentren der DDR zur Verfügung gestellt (Importablösung) oder wurden Grundlage der Markierungsbesteckherstellung im Kernforschungszentrum Rossendorf. Radiopharmakokinetische Untersuchungen an Tier und Proband wurden Grundlage zu inkorporationsdosimetrischen Arbeiten.
Im klinischen Bereich wurden Forschungsthemen zur Kardiologie, Nieren-, Gallenwegs-, Skelettdiagnostik, Onkologie, Schilddrüsendiagnostik und Therapie bearbeitet. Multizenterstudien und gemeinsame Themen klinischer Anwendungsforschung mit 7 Partnerinstituten in der ČSSR, Polen, Ungarn, der SFRJ und Kuba bearbeitet.

Lehre

Seit 1979 ist die NMK zur zentralen Ausbildungsstätte für Nuklearmedizin in der DDR entwickelt worden, 1984 erhielt sie den Status einer Fortbildungsklinik der AfÄF der DDR. Bisher wurden in Einzelhospitationen 308 Hochschulkader während ihrer Facharztausbildung für Innere Medizin, Radiologie, Laboratoriumsdiagnostik bzw. zum Fachradiochemiker und Klinik-Physikerausbildung betreut. In der Fortbildung waren 219 Hospitanten zur Einarbeitung in das Gebiet der Endokrino-

logie, Ultraschalldiagnostik, Schilddrüsenzytologie und Radiopharmakologie zu Gast. Jährlich wird je ein Lehrgang für Endokrinologen und Radiologen, ab 1988 zusätzlich ein Lehrgang für die Facharztausbildung Nuklearmedizin durchgeführt. Seit 1982 finden im Wechsel ein- und zweiwöchige Lehrgänge für Ausländer zum Thema „Radiopharmacy and Radiopharmacology" für die Europäische Gesellschaft für Nuklearmedizin, zum Thema „Basic in Nuclearmedicine" für die internationale Atomenergiebehörde Wien in der NMK statt und werden von ihr organisiert (immaterieller Export).
In der NMK wurden Lehrprogramme für die MTFA Nuklearmedizin und Radiologie und für den Facharzt Nuklearmedizin erarbeitet. Die NMK ist Sitz der Zentralen Fachkommission Nuklearmedizin. Mitarbeiter der Klinik haben Lehrbuch-Monographien herausgegeben: Schilddrüsendiagnostik (1970, 1984), Nierendiagnostik (1979), Nuklearmedizin in Theorie und Praxis (1974, 1979), Basic Principles of Radiopharmacology (1987, Jena/Dordrecht, Boston, Lancaster), Thyroid-Atlas (in Vorbereitung: Autoren aus 5 Ländern).
Seit 1969 wurden in der NMK 17 Promotionen A, 4 B abgeschlossen, zwölf weitere werden erarbeitet.

Publikationen
Mitarbeiter der NMK haben bisher 369 Publikationen mit Arbeiten zur klinischen und experimentellen Nuklearmedizin veröffentlicht; 421 Vorträge wurden auf Tagungen im Inland und Ausland (in 17 europäischen Ländern, USA und Kuba) gehalten. Die NMK ist Sitz der Redaktion „Nuklearmedizin" der internationalen Zeitschriften RADIOLOGIA DIAGNOSTICA und RADIOBIOLOGIA RADIOTHERAPIA, in denen seit 1973 auch die wissenschaftlichen Kurzmitteilungen von Vorträgen nationaler Nuklearmedizin-Symposien enthalten sind.
Es wurden zwei deutsch-, drei englischsprachige Kongreßbände herausgegeben. Mitarbeit in der Redaktion von internationalen Fachzeitschriften: Nuc Compact, European Journal of Nuclear Medicine, Nuclear Medicine Communications (Springer-International; Chapman and Hall, London).

Wissenschaftsorganisation
Mitarbeiter der Klinik haben maßgebend die Entwicklung und den Ausbau der Nuklearmedizin in der DDR durch aktive Mitwirkung in wissenschaftlichen Gesellschaften, in Beraterfunktion zentraler Gremien, als Gutachter der Industrie und des Außenhandels, in RGW-Kommissionen,

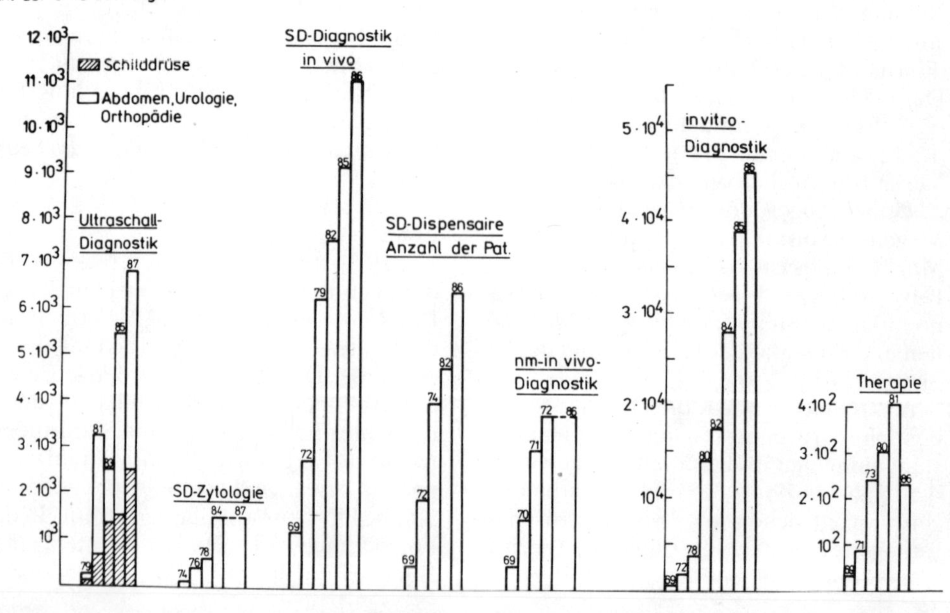

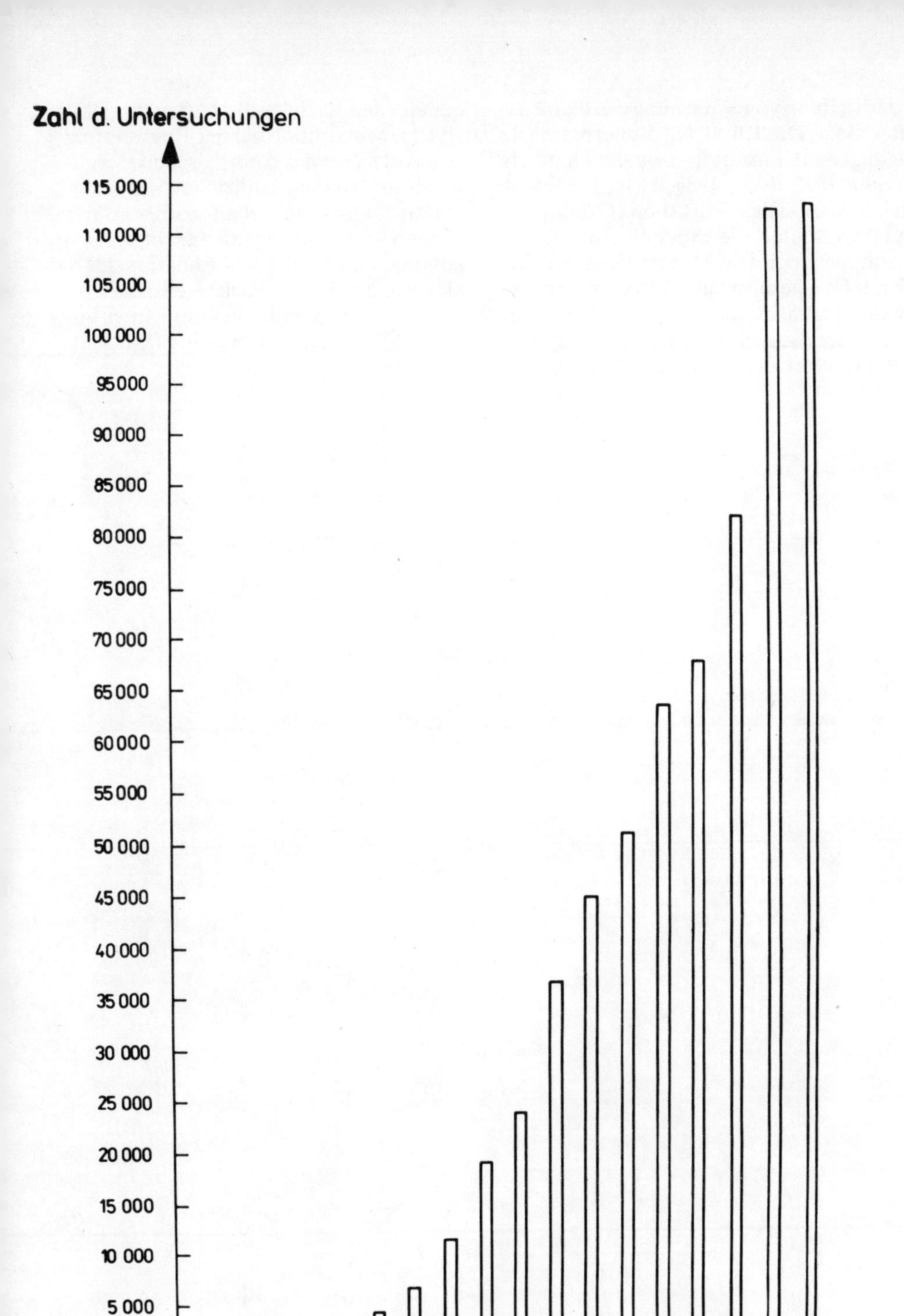

Entwicklung der nm-Untersuchungen

in der Leitung von Forschungsverbänden unterstützt. Die Klinik hat 5 internationale Tagungen organisiert und wissenschaftlich geleitet (1973, 1981, 1984, 1985, 1987) und ein internationales Workshop (Orbitopathy) veranstaltet, die Ergebnis einer Kooperationsarbeit von Mitarbeitern der Klinik mit Fachgesellschaften 5 europäischer Länder war. Mitwirkung bei der Gründung der Sektion Nuklearmedizin (1969) und deren Entwicklung, bei der Gründung einer eigenen Fachgesellschaft in der DDR (1981), Mitwirkung bei der Realisierung von Aufgaben der Europäischen Gesellschaft für Nuklearmedizin im Mitgliedschaftskomitee, in Arbeitsgruppen Therapie und Radiopharmakologie, im Exekutivkomitee und bei der Koordination der Nuklearmedizinischen Fachgesellschaften sozialistischer Länder in ihrer Mitwirkung in der European Association of Nuclaer Medicine (1987).

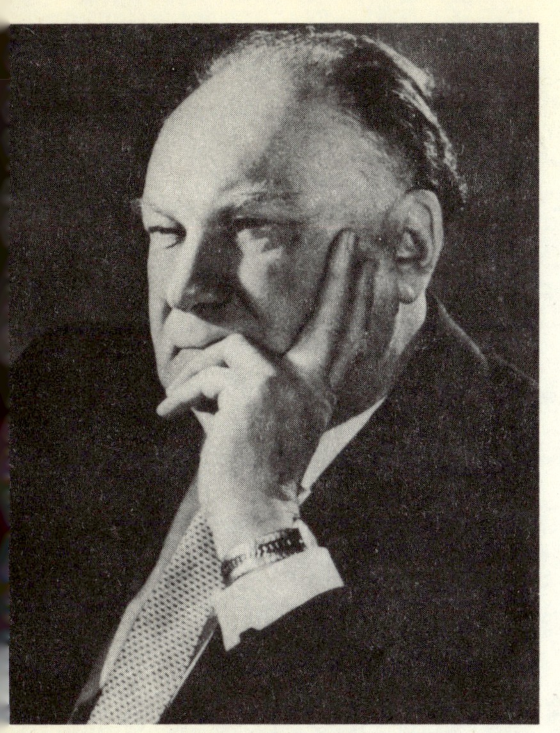

Prof. Dr. Karl Linser,
Der Medizinische Bereich I trägt seinen Namen.

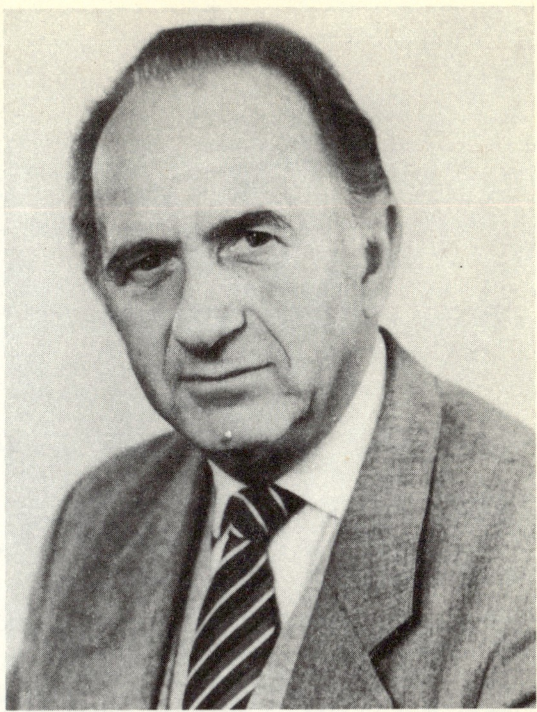

OMR Prof. Dr. med. habil. A. Hendrik,
Ärztlicher Direktor

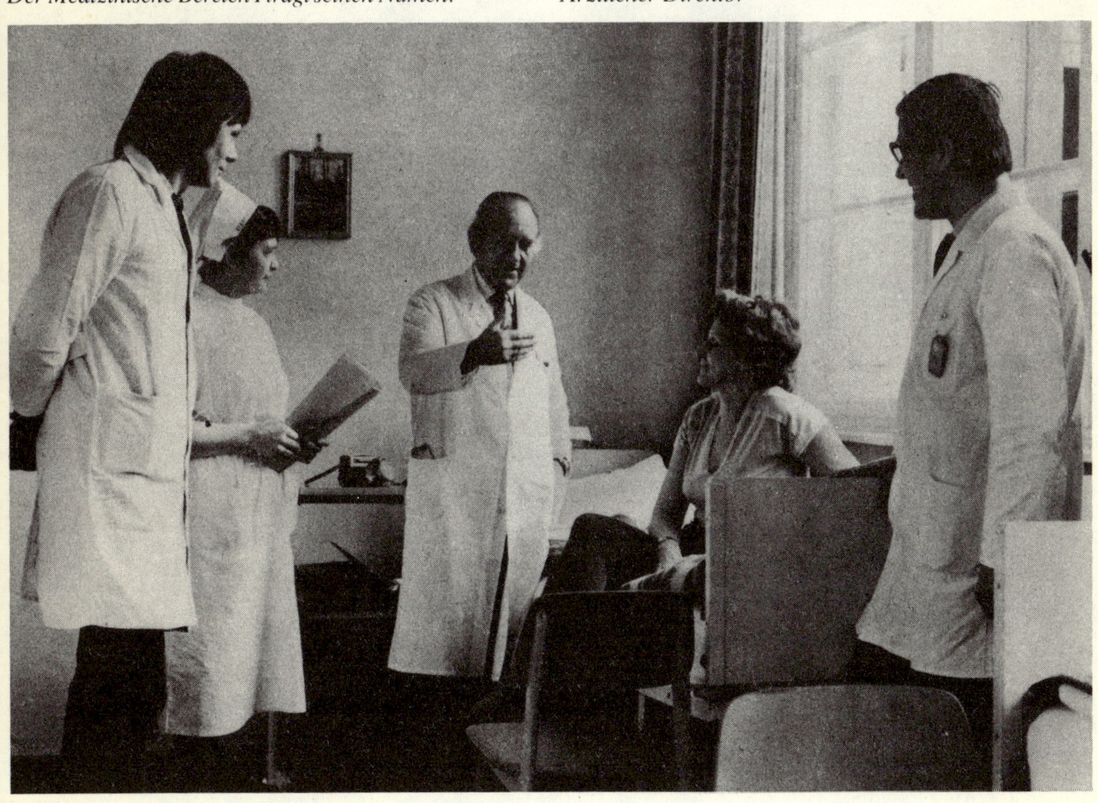

Prof. Hendrik während der Visite

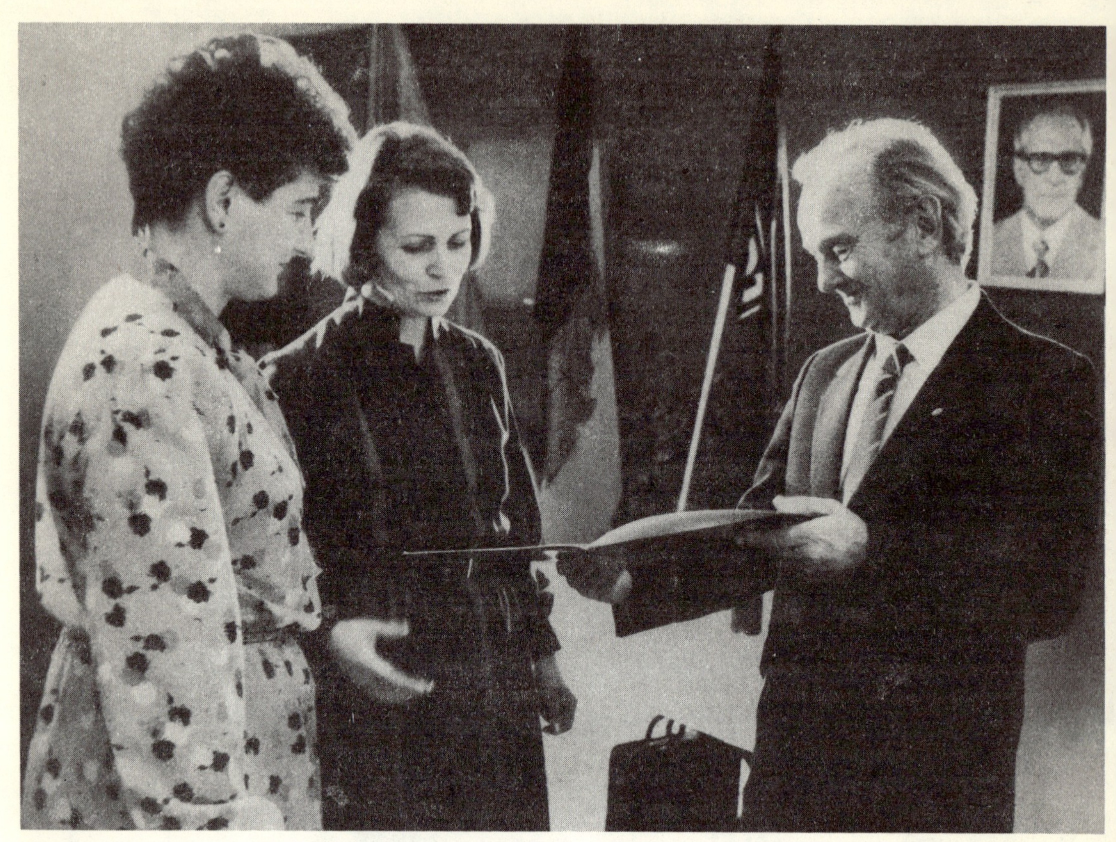

OMR Prof. Dr. med. habil. Ludwig Mecklinger,
Minister für Gesundheitswesen, auf der Fachschulkonferenz im MB II, 1984

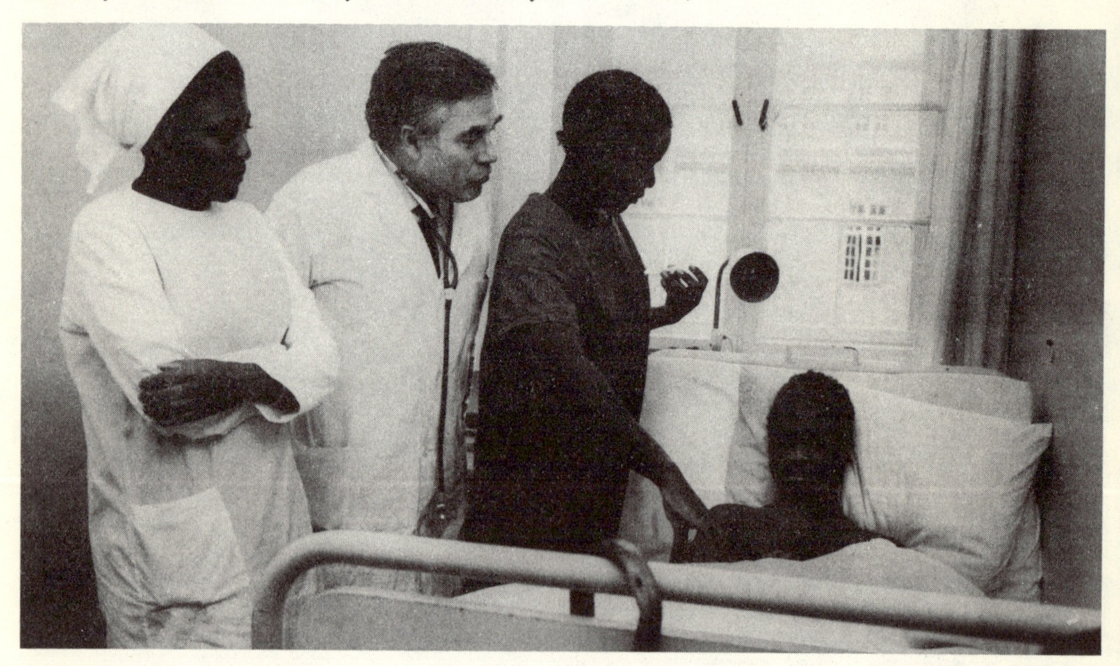

MR Dr. Dr. Kupferschmidt,
Direktor des Institutes für Infektions- und Tropenkrankheiten, während der klinischen Visite

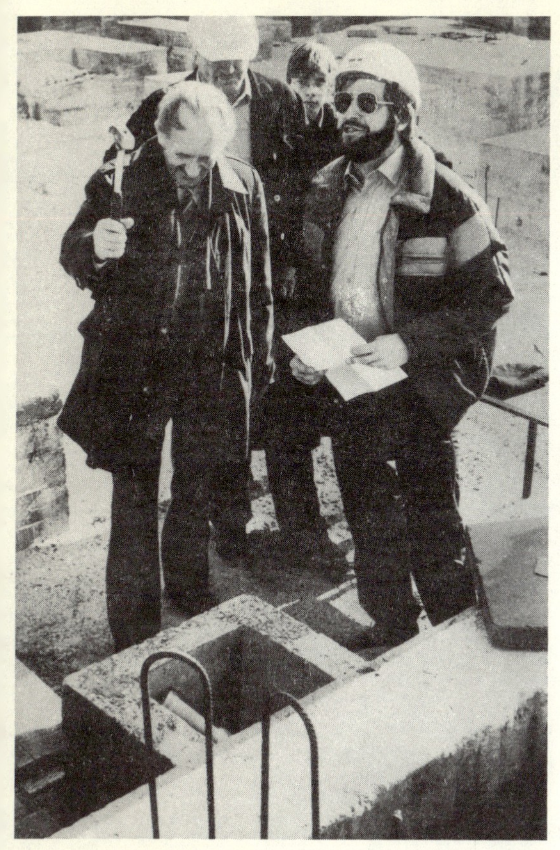

Grundsteinlegung für das neue Bettenhaus im Medizinischen Bereich IV

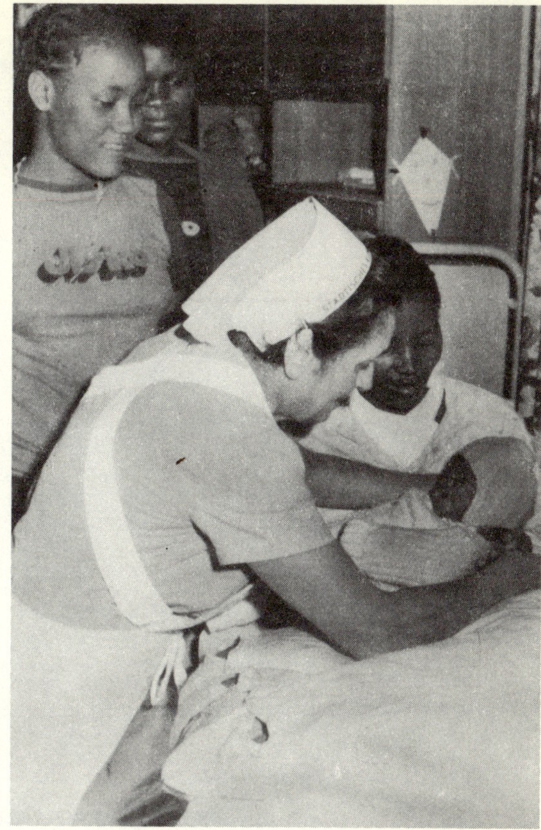

Auf der Solidaritätsstation 306

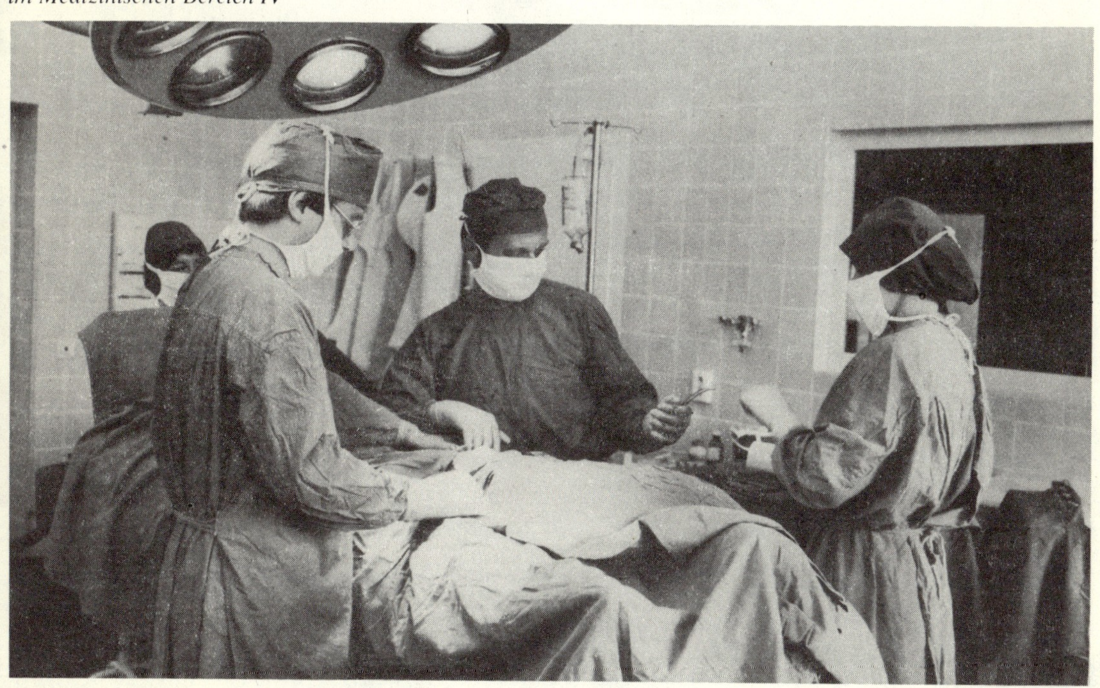

Im Operationssaal der I. Chirurgischen Klinik

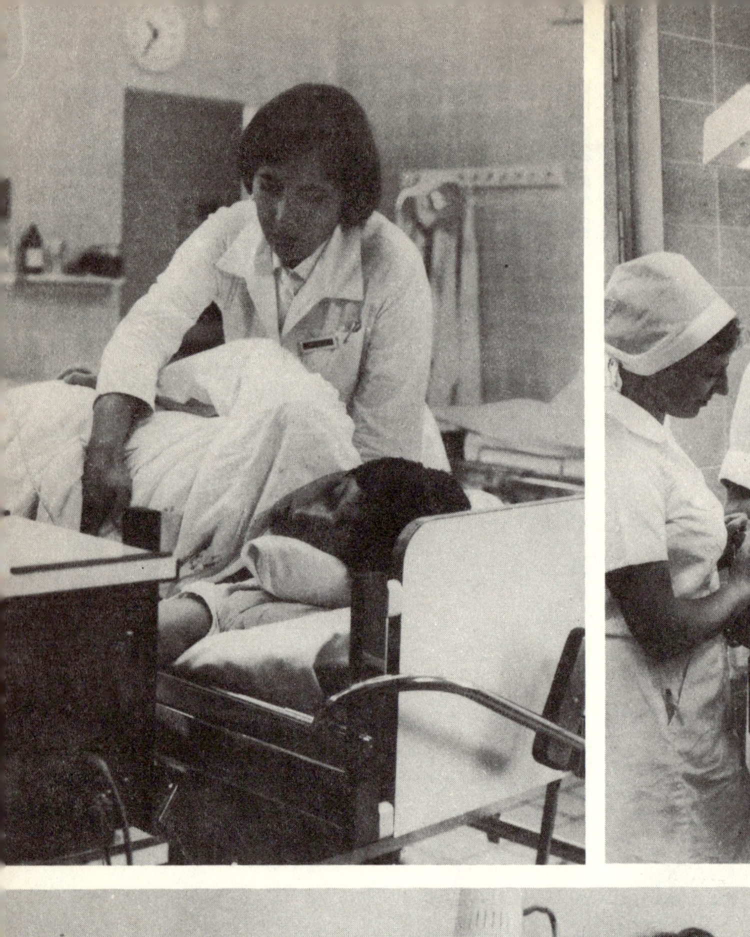
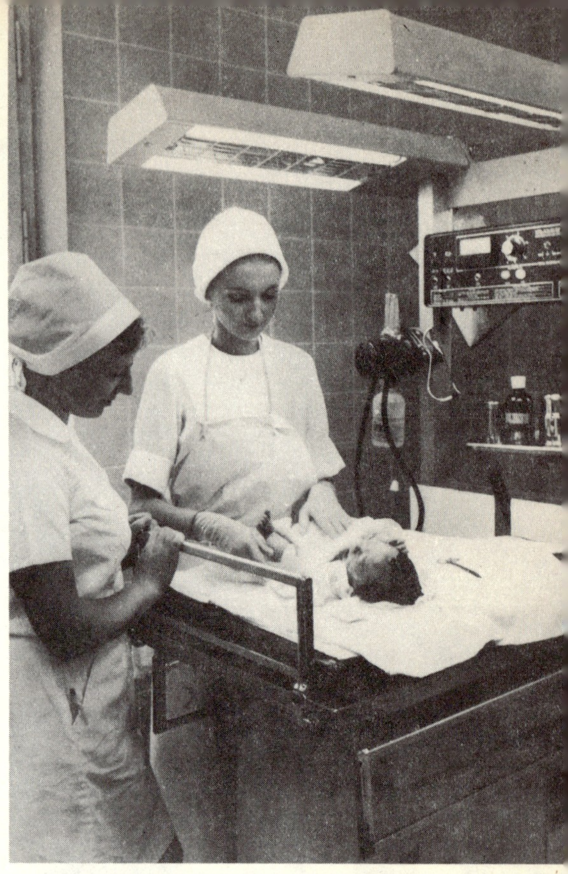
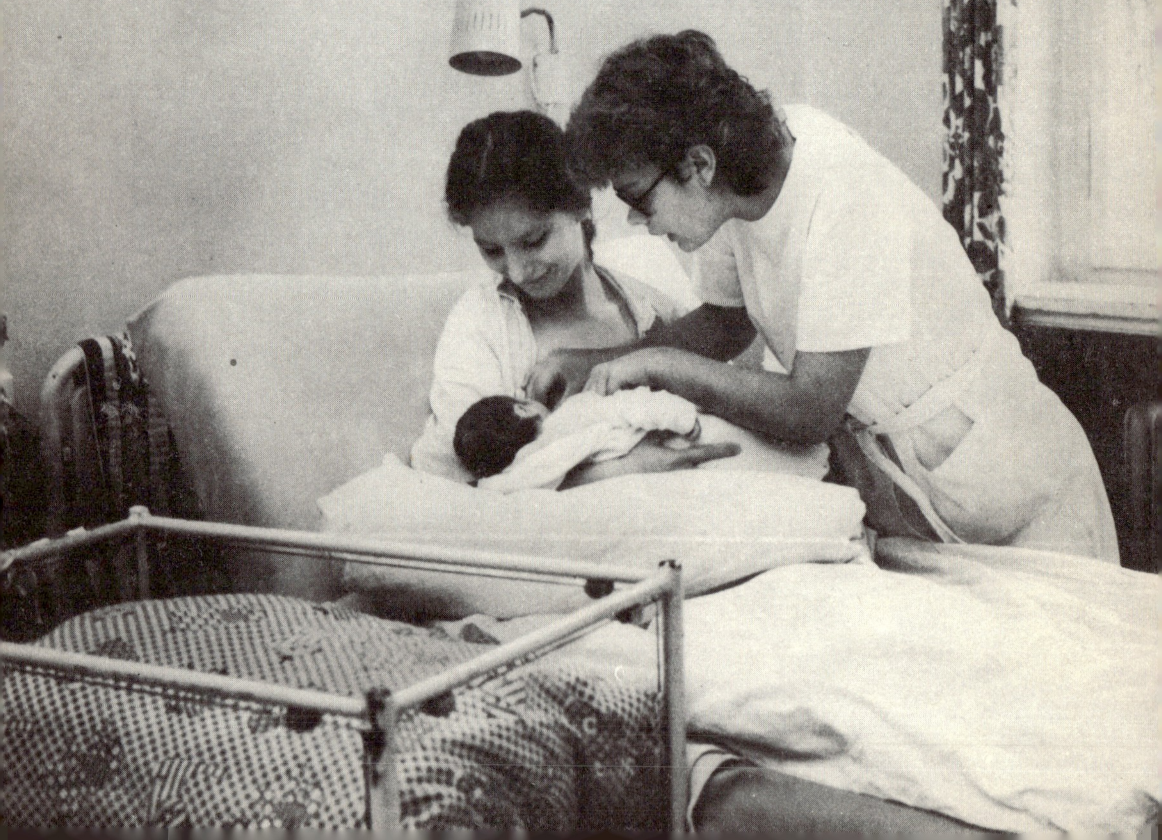

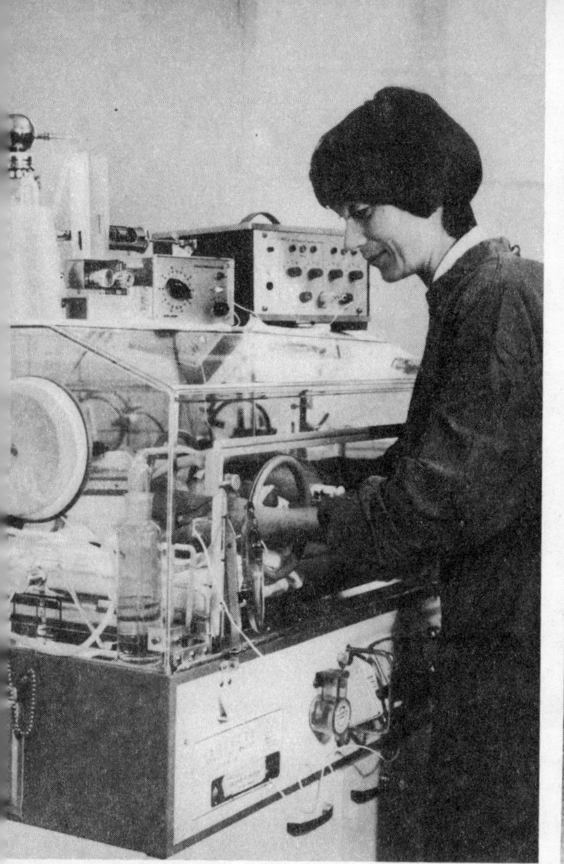

Oberärztin Dr. Hanna Bunke,
II. Kinderklinik

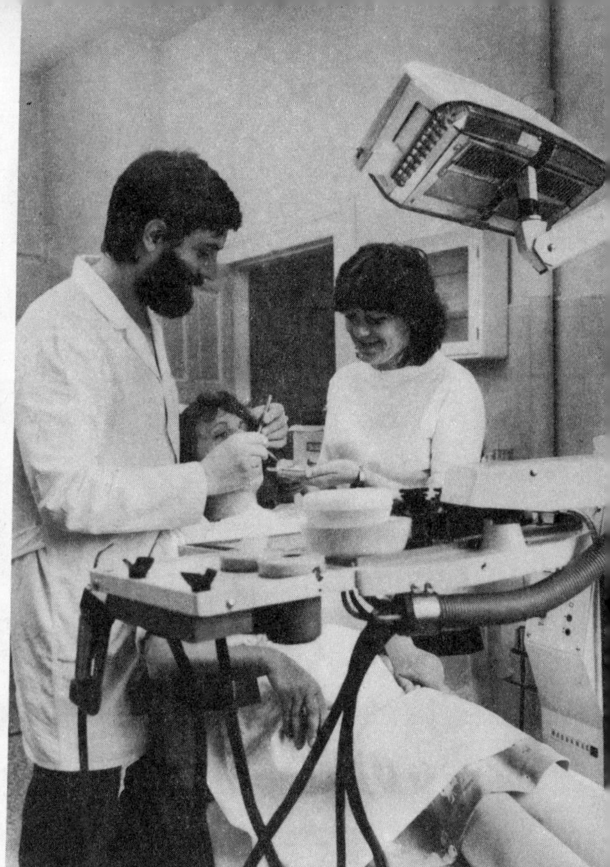

Zahnabteilung im Medizinischen Bereich I

LinkeSeite oben:

Oberärztin Dr. Elke Rückert im Kreißsaal der Frauenklinik

Versorgung des Neugeborenen

„Rooming in“ auf der Entbindungsstation

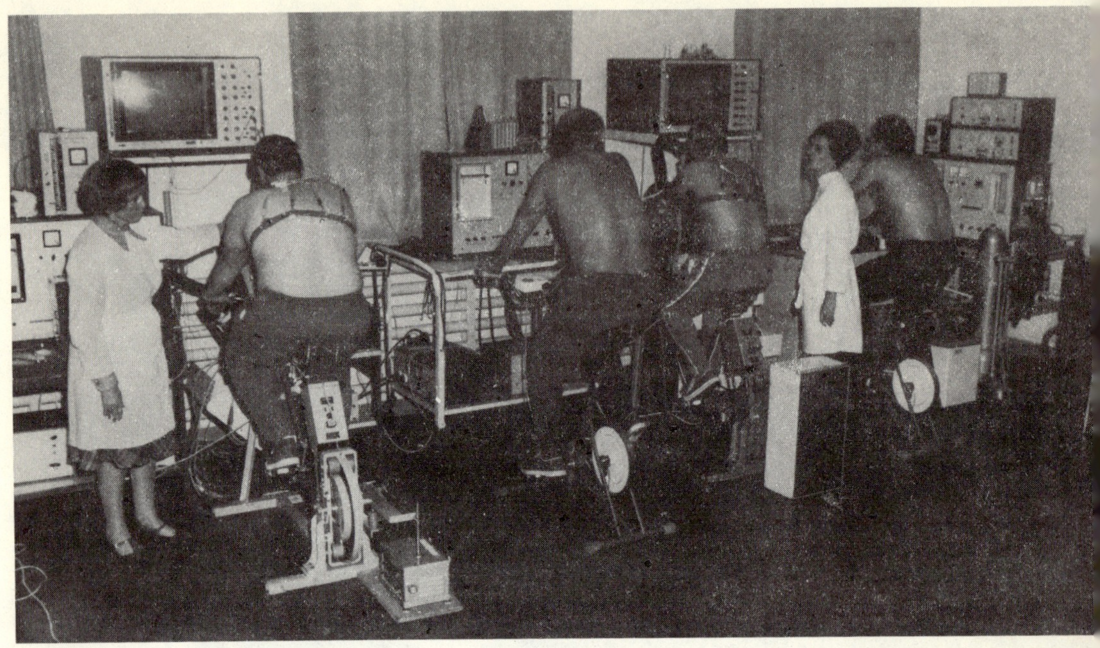

Abteilung Funktionsdiagnostik im Medizinischen Bereich V

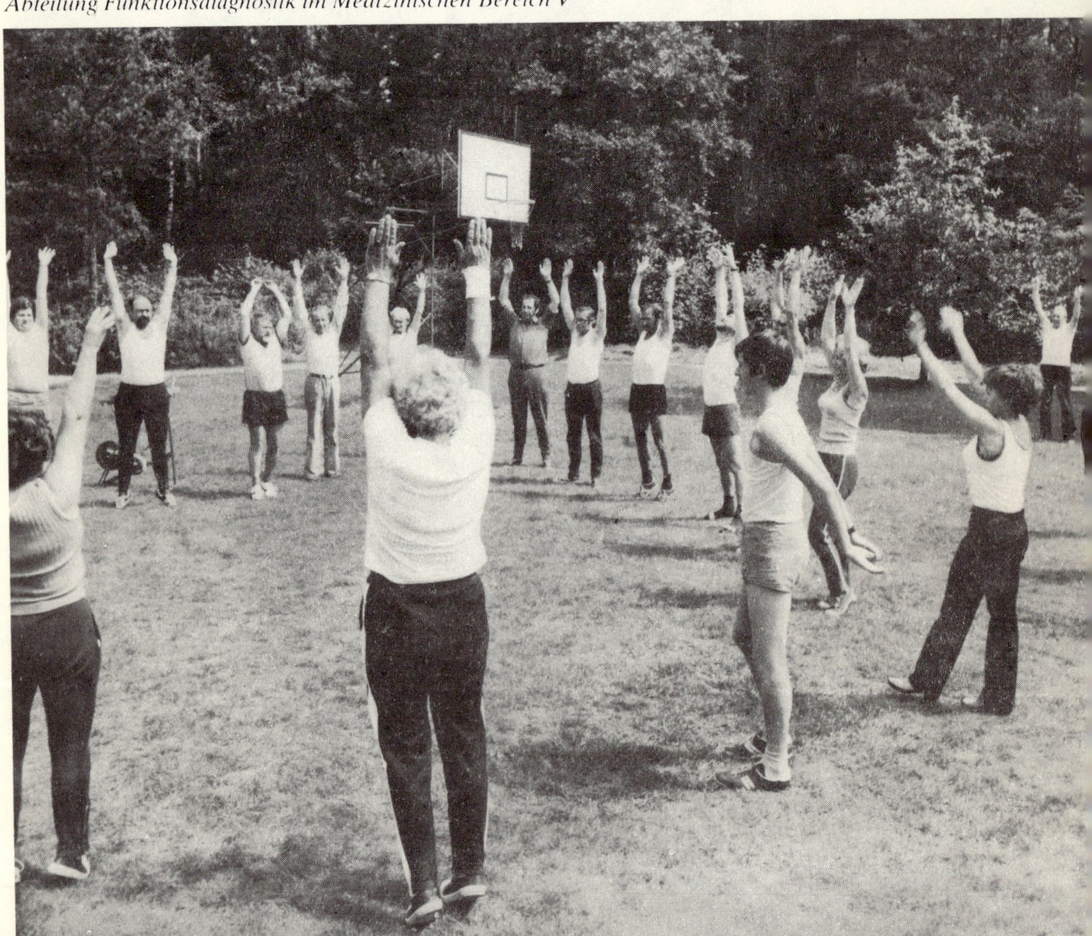

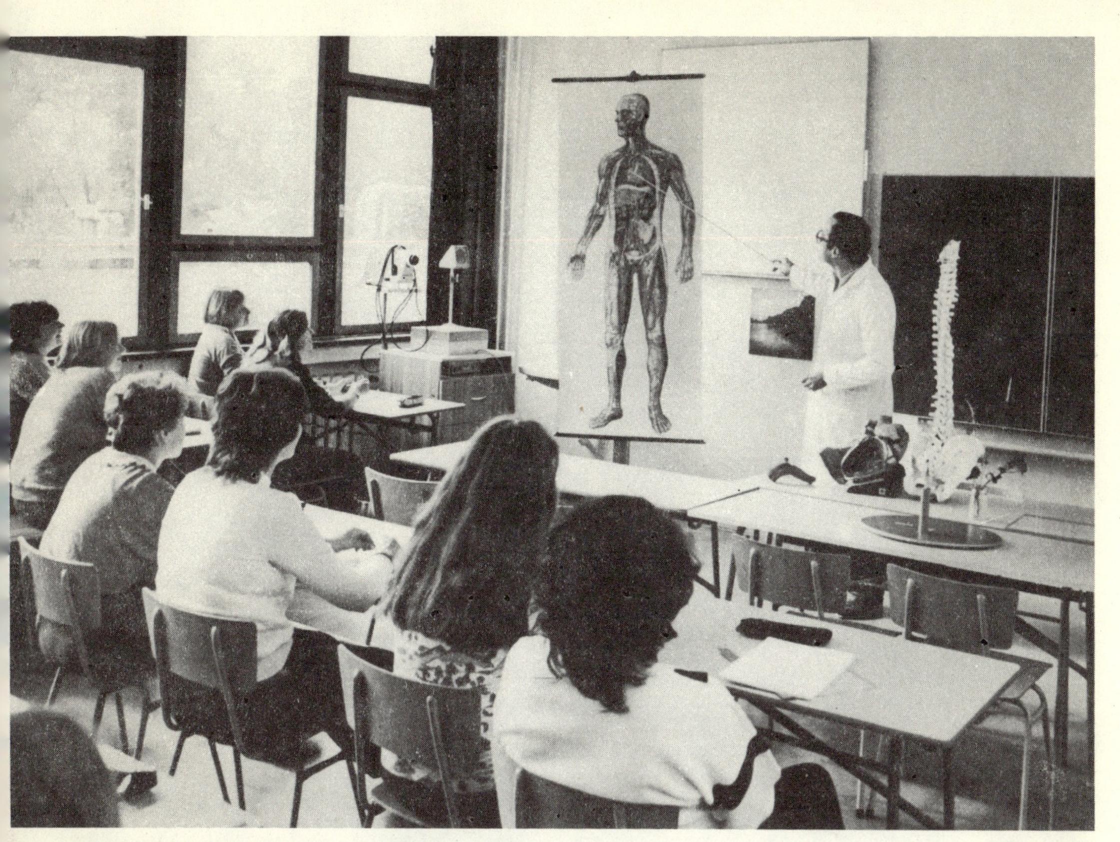

Unterricht in der Medizinischen Fachschule „Dr. Georg Benjamin"

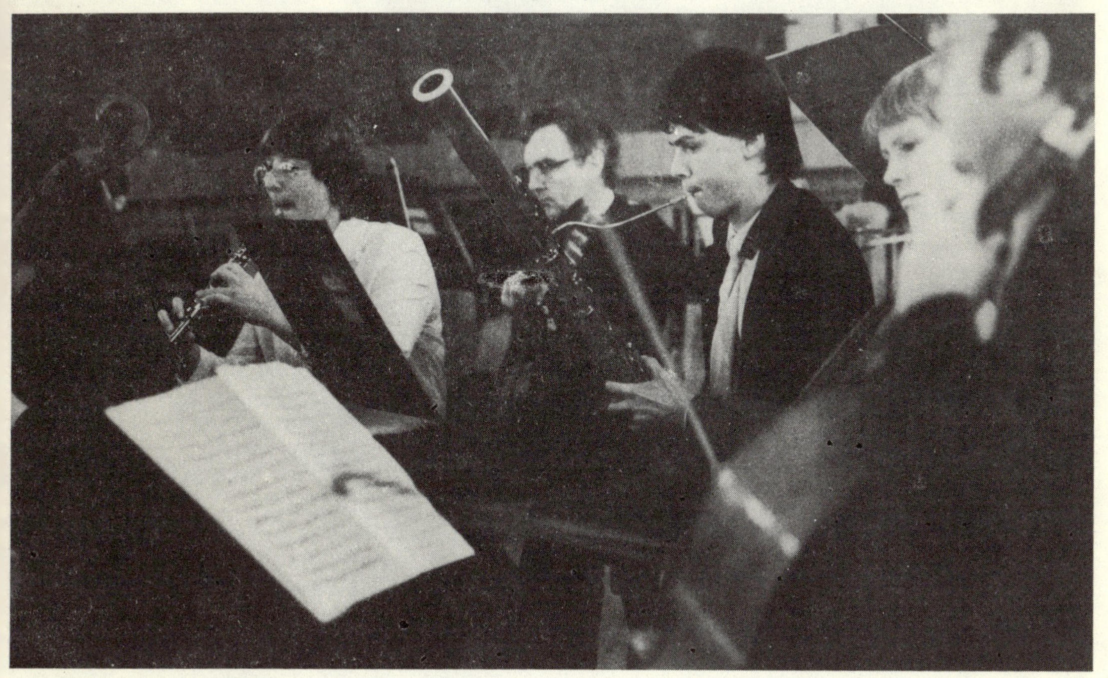

Das Ärzteorchester während einer Festveranstaltung

Patienten der Klinik für Leistungsmedizin beim Therapiesport

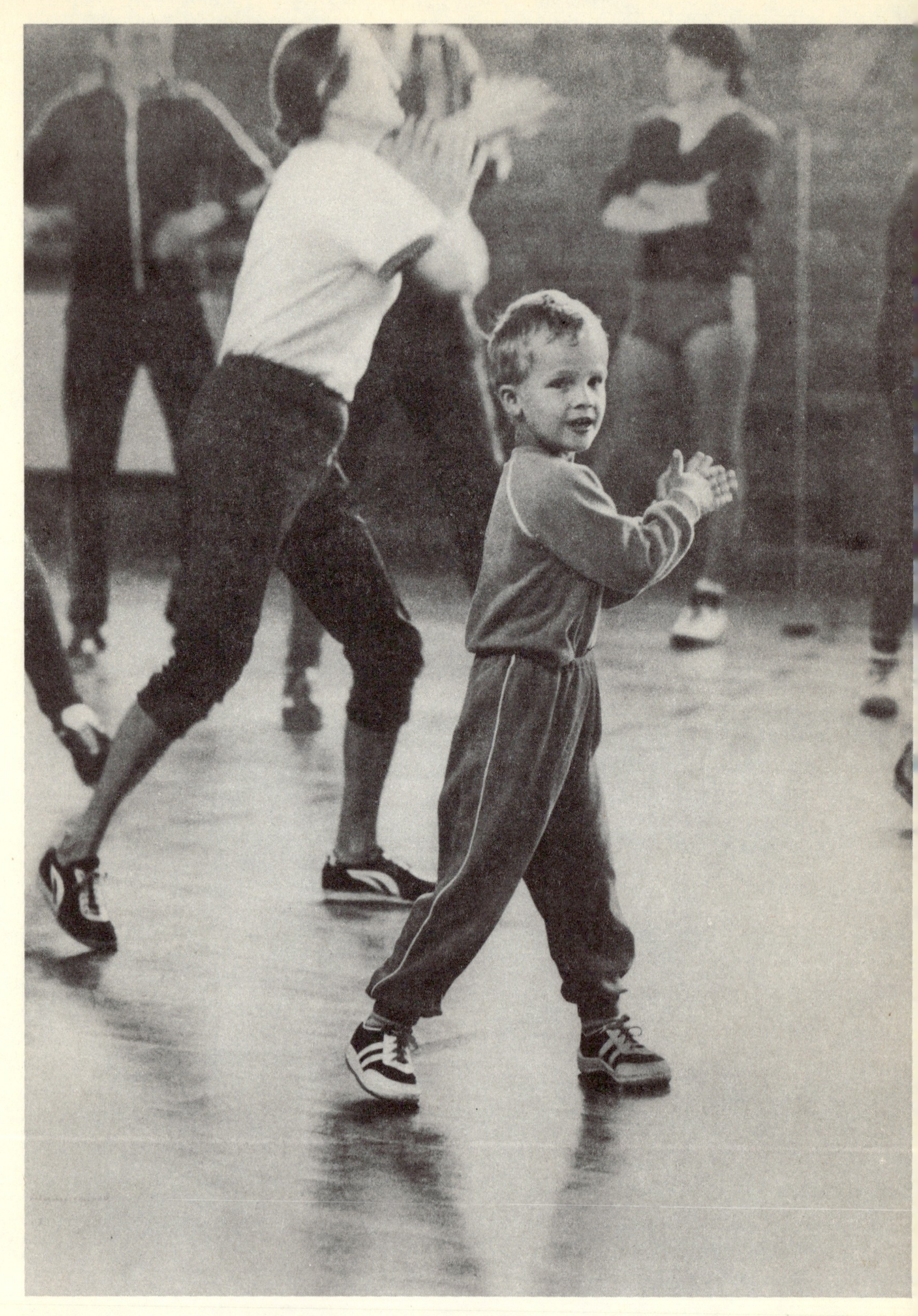

Betriebssportfest in der Sporthalle der Medizinischen Fachschule

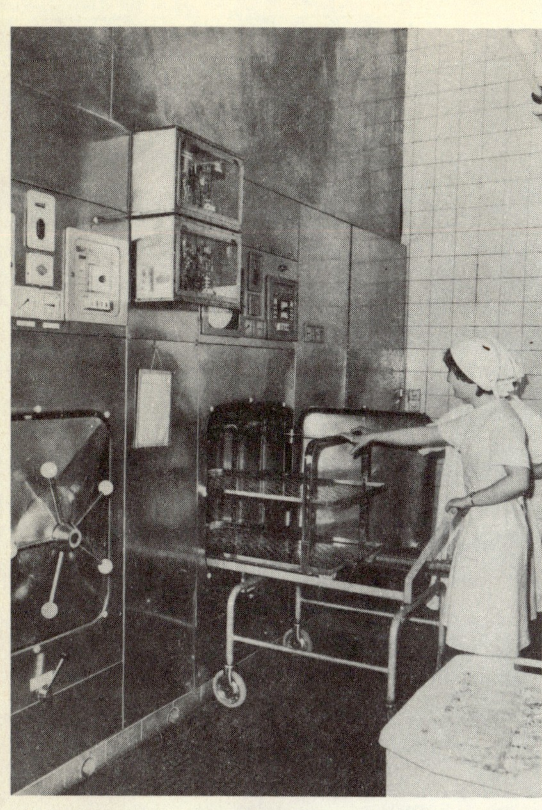

Zentraler Herstellungsbereich für Infusionslösungen in der Apotheke I

Küche im Medizinischen Bereich I

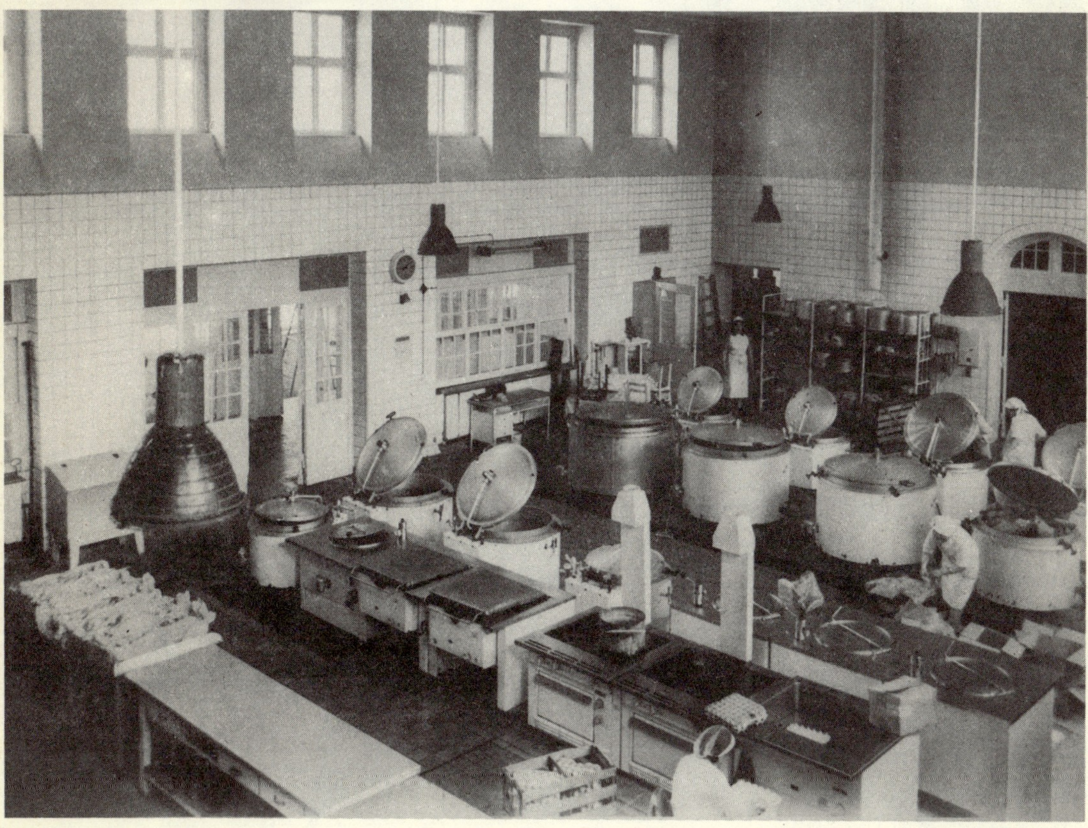

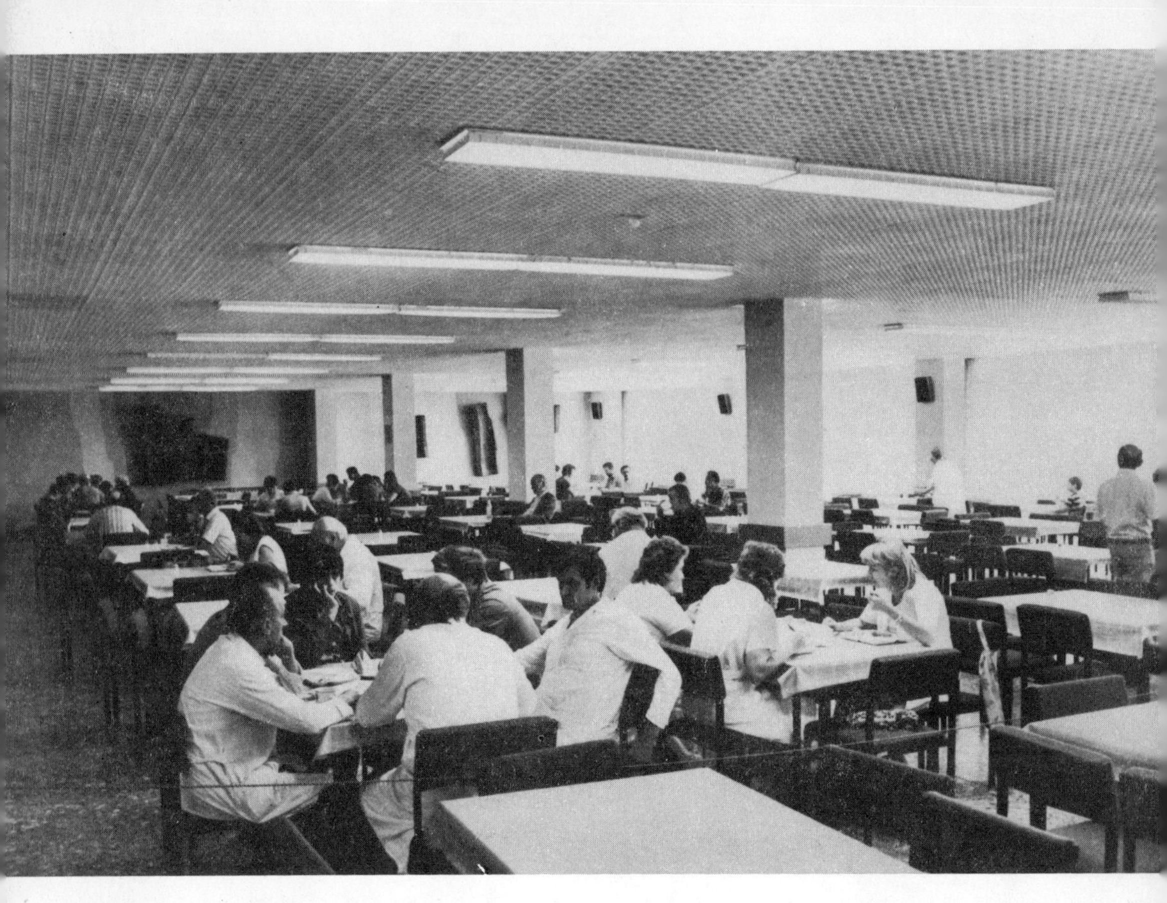

Speisesaal der Großküche

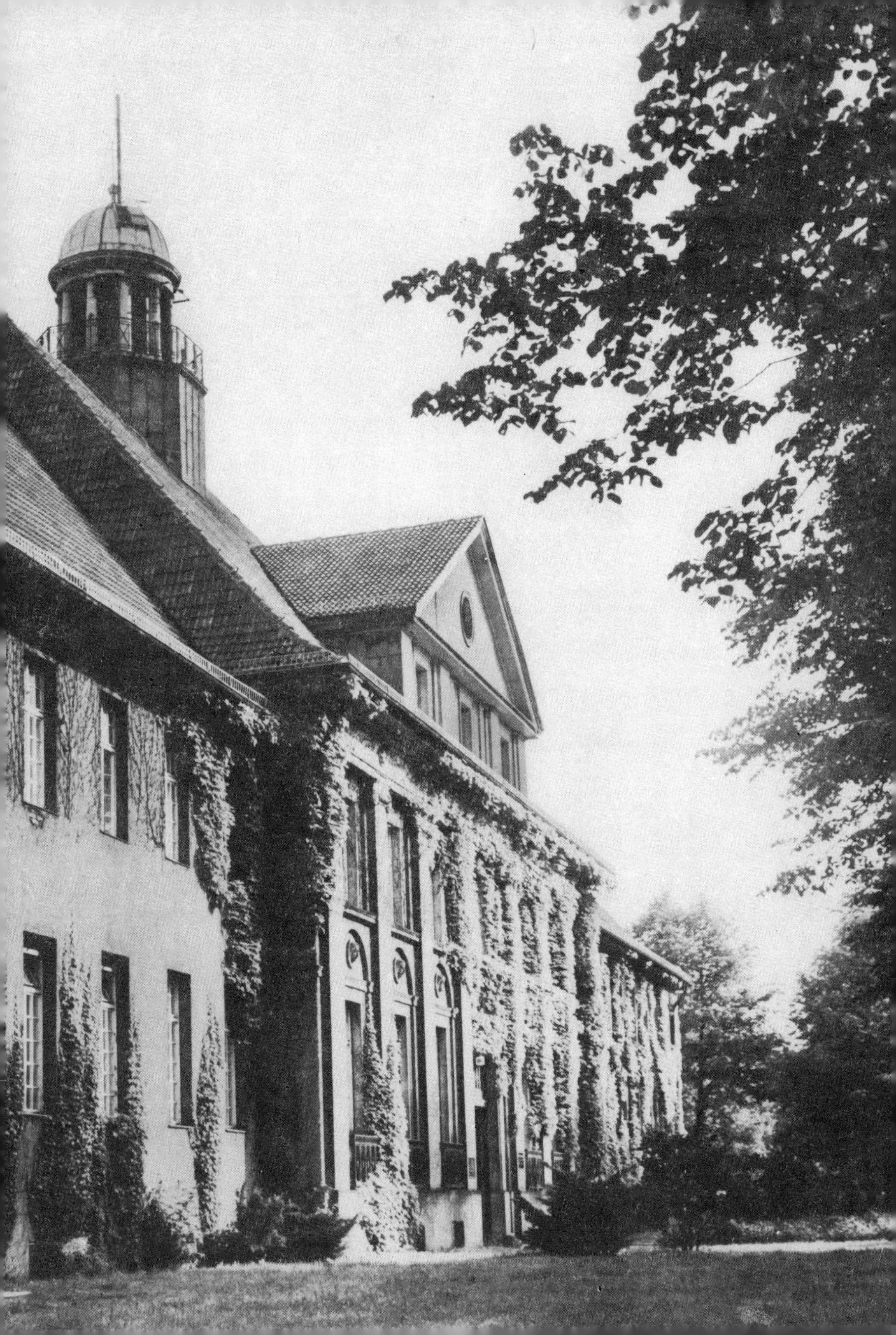

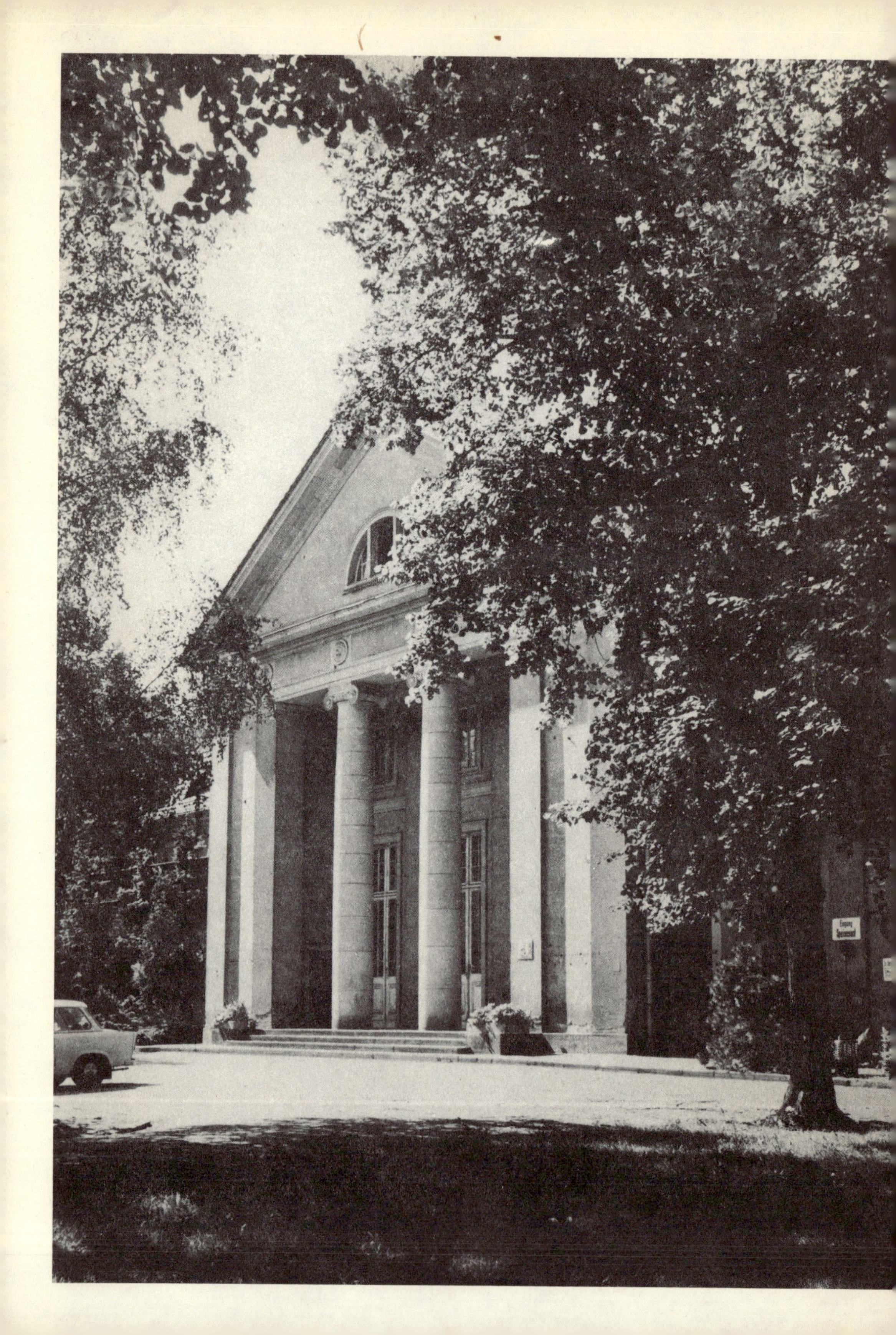

Putten im Medizinischen Bereich I

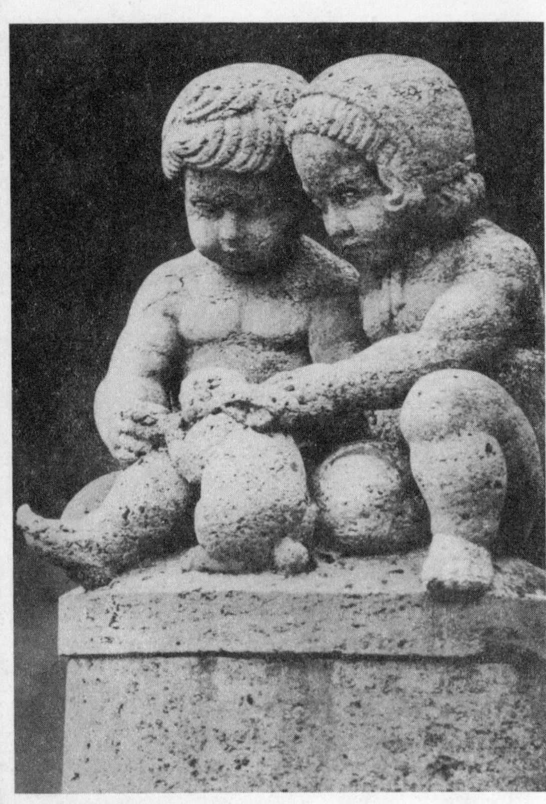

Festsaal Haus 120

Nuklearmedizinische Klinik

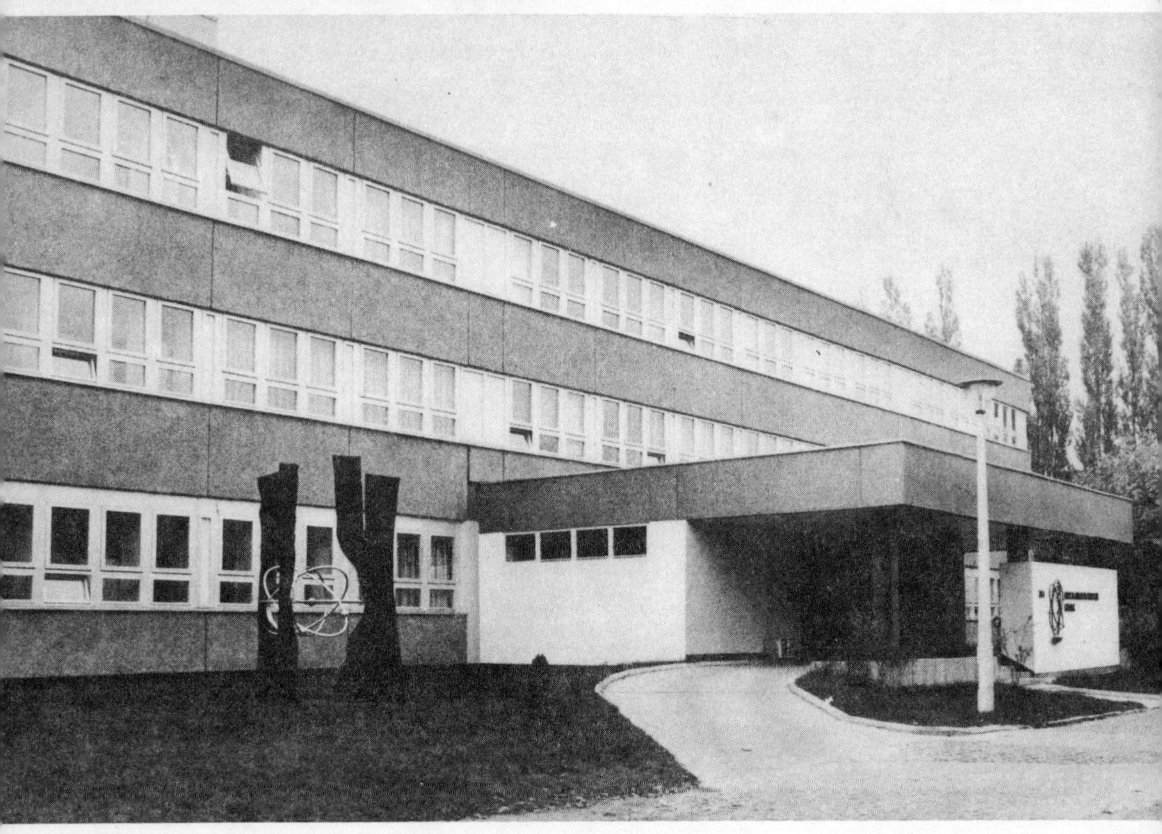

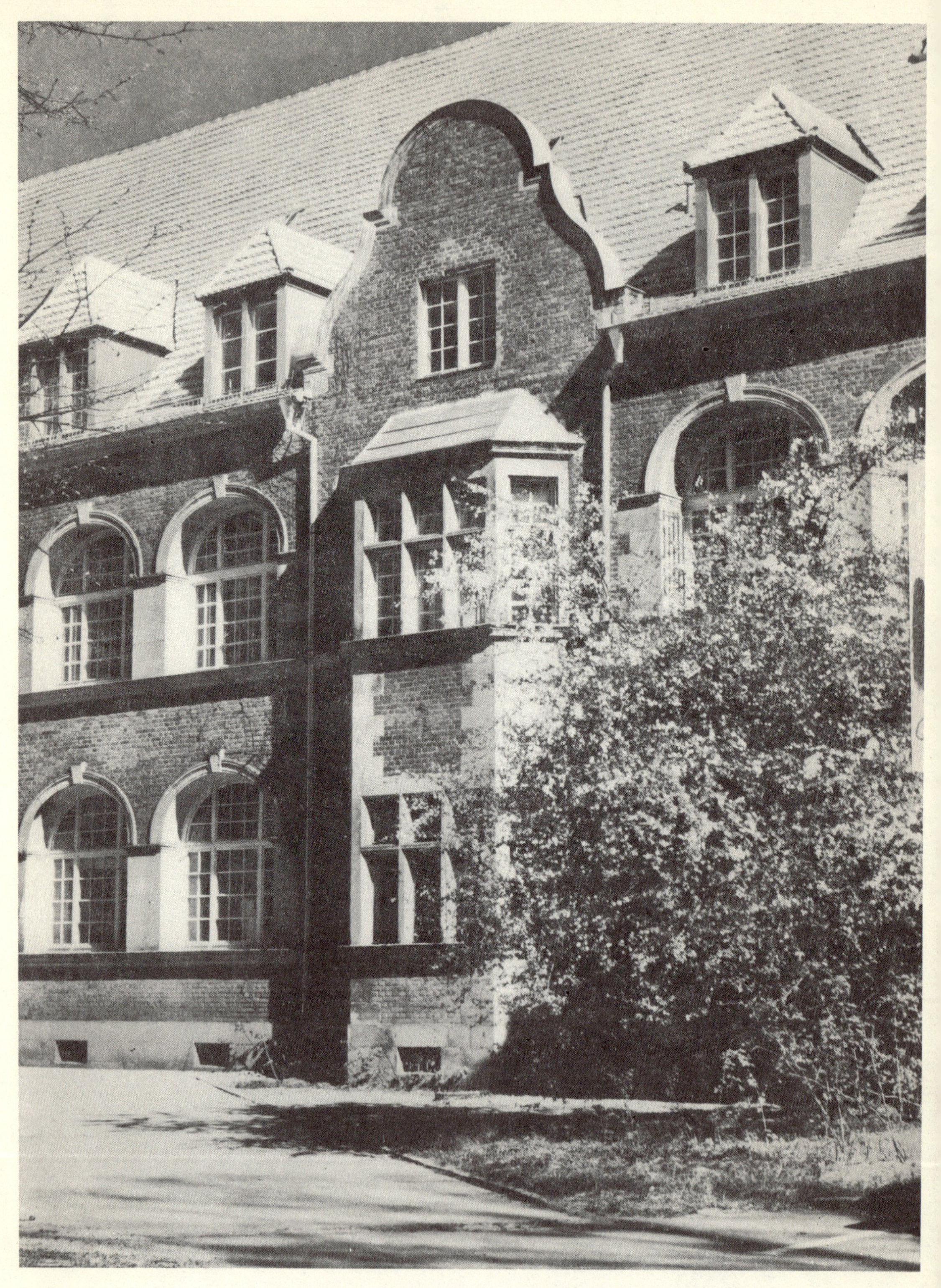

Im Hufeland-Krankenhaus (Medizinischer Bereich II)

Wasserturm im Ludwig-Hoffmann-Krankenhaus (Medizinischer Bereich IV)

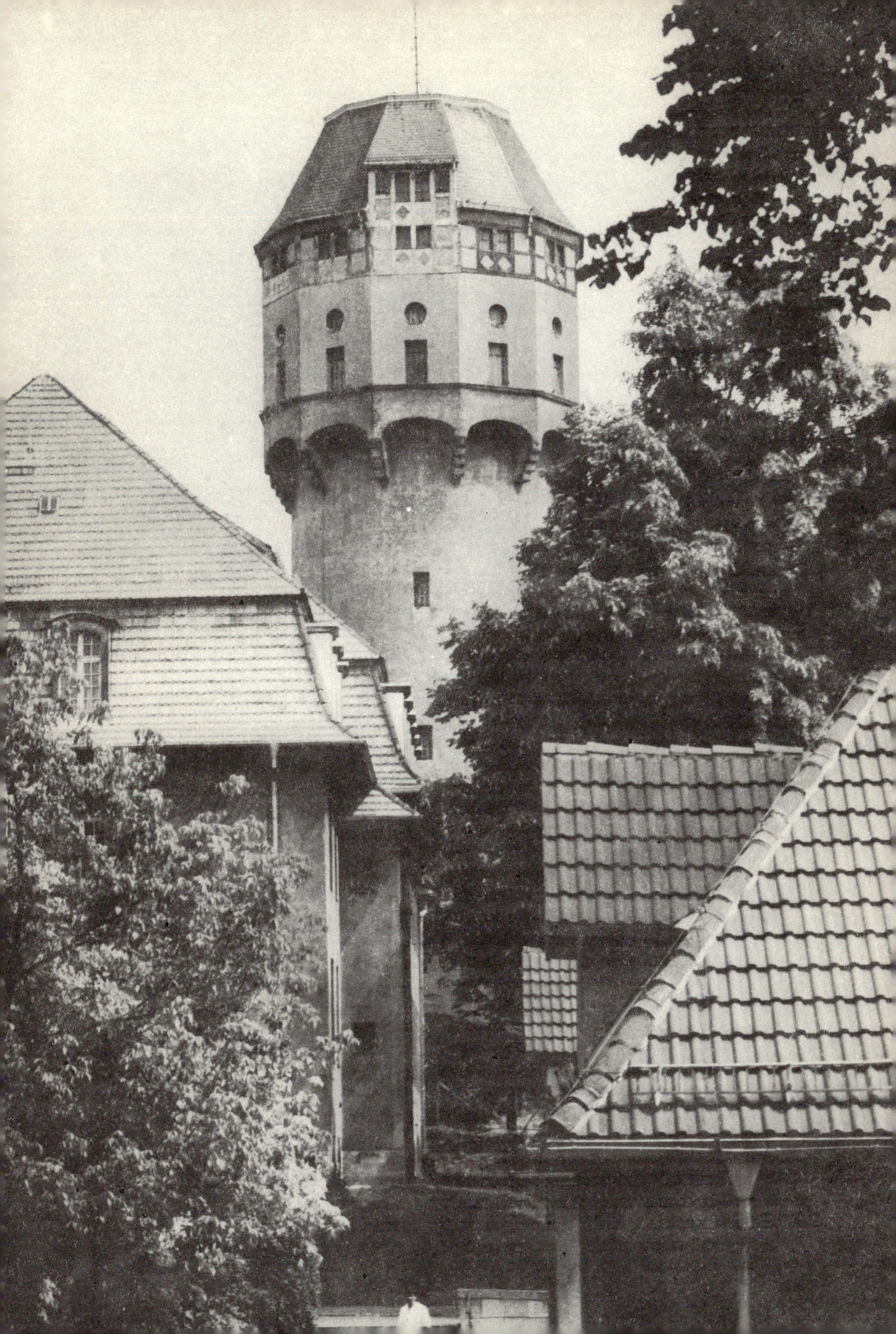

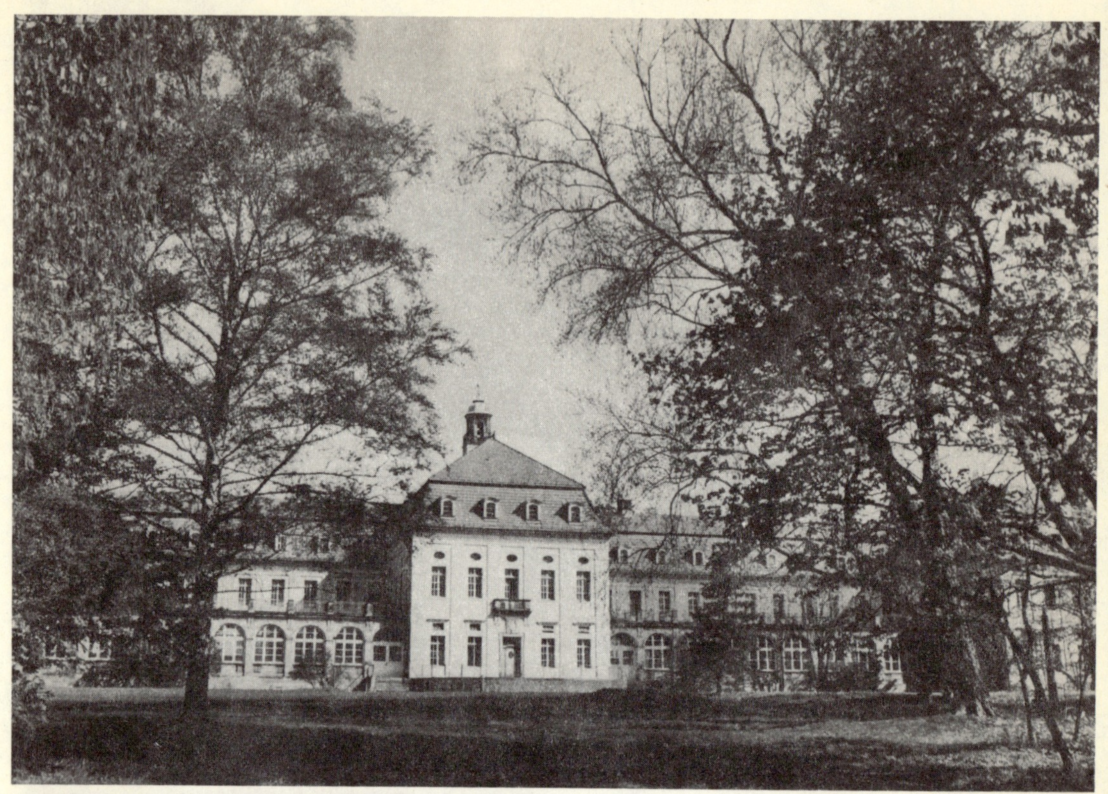

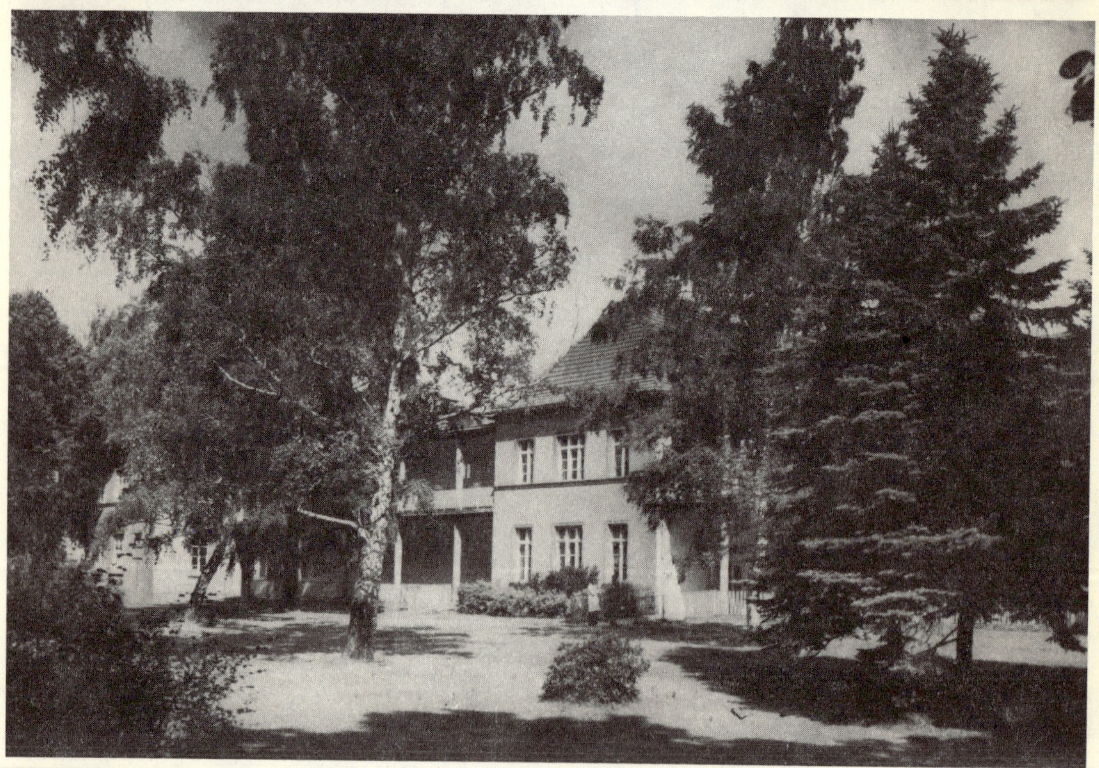

Waldhaus (Medizinischer Bereich IV)

Im Medizinischen Bereich V „Ernst Ludwig Heim“

Inhalt

Verzeichnis der Autoren 3

Grußadressen 5
Vorwort des Ärztlichen Direktors 11
Vorwort der Herausgeber 14
Zur Vorgeschichte des Klinikums Berlin-Buch 15
Die Gründung des Klinikums Berlin-Buch 24
Das Klinikum Berlin-Buch heute 25

Fachgebiet Innere Medizin 30
Entwicklung der Nephrologie an der I. Medizinischen Klinik 31
Institut für Infektionskrankheiten und Tropenmedizin 34
III. Medizinische Klinik 35
IV. Medizinische Klinik 36
Klinik für Physiotheraphie 38
Rheumatologisch-kardiologische Klinik 40
Geriatrisches Zentrum 42
Medizinischer Bereich V „Ernst Ludwig Heim" 44
Entwicklung und Profil des Instituts für Klinische Ultraschalldiagnose am Klinikum Berlin-Buch 47

Chirurgisch orientierte Fachgebiete 49
Chirurgische Kliniken 49
Frauenklinik 51
Orthopädische Klinik 55
Urologische Klinik 56
Neurochirurgische Klinik 58
II. Institut für Anaesthesiologie und Kinderintensivtherapie 61

Fachgebiet Sinnesorgane 64
Augenklinik 64
Hals-Nasen-Ohrenklinik 68

Fachgebiet Pädiatrie 71
Institut für Infektionskrankheiten im Kindesalter 72
II. Kinderklinik 75
III. Kinderklinik 78
Kinderchirurgische Klinik 80

Institut für Labordiagnostik 82

Nuklearmedizinische Klinik 86

25 Jahre Klinikum Berlin-Buch /
Weber, H.-C., Pahl, L., (Hrsg.)
Berlin: Verl. Volk u. Gesundheit,
1989. – 107 S. mit 31 Abb. u. Tab.

ISBN 3-333-00414-3

1. Auflage

Lizenz-Nr. 210 (700/234/88)
LSV 2005
Printed in the German Democratic Republic
Gesamtgestaltung: Sabine Landschek
Gesamtherstellung: Druckerei
Schweriner Volkszeitung
700/234/88 (2424) II-16-8
Bestell-Nr. 534 779 3
01500